沈邑穎醫師 著

#我們都有12經絡人格特質

#聆聽身體和情緒的對話

#切斷癌細胞的通關密碼

12經絡
人格解密

身心共振的中醫之道 | 附 經絡人格速查表

目次

〔共振推薦〕

金庸來不及書寫的武林奇人

林懷民（雲門舞集創辦人）

　　我跟自己的身體沒什麼交情，只是用它。出了問題，吃藥就是。

　　雲門五十週年，決定重演《薪傳》，我重進排練室，變成「偽退休者」。第一次排練完，身體大聲說，你真的七十六歲了。

　　台北慈濟醫院的沈邑穎醫師幫我調整，讓我能夠回到排練室，繼續跟年輕舞者拼搏。

　　沈醫師的專長是針灸。她運針迅捷，精確，像精巧的鎖匠，總是很快解開我鬱結的部位，讓我「活過來」，可以大口呼吸。

　　許多人聞針色變，沈醫師的工作室卻總是滿滿的歡聲笑語。

　　她把著脈，一邊輕鬆跟我聊天。

　　「你喝酒了？」

　　「肚子裡好多圓圓的東西。你吃豆子啦？」

　　是的，前一個晚上我喝了酒，也吃了大半包花生。

　　「要多喝水，」沈醫師說。我說，有喝呀。

　　「那麼大口喝，像大雨沖過去，一滴也留不下來。腎水，腎水，要小口喝，時時喝，才能滋潤它。」

我抽菸。不像一些大夫，板著臉，要我戒掉，她說：「中醫的觀點，健康的肺是水汪汪的，你的肺乾巴巴，長得像乾扁四季豆！」

沈醫師妙語如珠，躺在床上的我，床邊的見習醫師和護士都笑成一團。每次就診，我笑著接受針刺的關愛，身體舒坦了，也上了課，學到一些「生存技能」。

沈醫師以她慣常的明快語氣，寫出這本書，引經據典，配合圖表，說故事似地闡述傳統中醫的學理，又以當代觀念與豐富的臨床病例讓她的觀點更接地氣。

西醫以科學實證的精神，分門分類，對症下藥，或開刀，或輔導。中醫認為人是自然界的一部分，要「建立生活規律以養形，配合自然規律以養神」，醫師診斷時，把情志，節氣，也列入重要考量。在這本書裡，沈醫師把經絡人格化，生動地說明各個經絡的個性與功能，以及彼此互動的關係，讀起來好像星象圖解。

她說的案例裡，我對岳飛的case印象最深刻：「滿江紅」第一句的「怒髮衝冠」不算太誇張。因為肝臟主管憤怒情緒，怒氣沿著肝經從腳趾頭往上跑，衝到頭頂的百會。如果「衝冠」算是詩意的渲染，「怒髮」是合理的形容。

又說，心經連結心臟和眼睛，心有所思，眼睛看到的往往是主觀的「心象」，「情人眼裡出西施」是寫實的報導。

沈醫師特別強調心理因素與病灶的關連。身心失衡是現代人的通性，肝不好，或癌症上身，不能全怪空氣或食物品質不

好，工作的焦慮，人際關係的壓力，個人情感的挫敗，更可能是患病的眞正癥結，身心失調，內心的糾結如不紓解，很難痊癒。因此，她不厭其煩的提示「身心共振」的重要，呼籲讀者要當自己的醫生。

這本書厚實，「燙手」—— 沈醫師言無不盡，字裡行間燃燒著熱情。不是一口氣看完的書，但是，慢慢讀，開始瞭解五臟六腑的運作，就會引發對自身生活的聯想，很有趣，也很實惠。

讀書不求甚解的我，輕鬆翻閱，竟然開始對我的身體產生新的敏感，進而關心，檢討起自己的「生存感」，進而改善我的生活規律—— 原來我讀了一本當代密笈，而少年白，滿頭銀髮的沈邑穎醫師也許是金庸來不及書寫的武林奇人。

在身體和心靈共振的頻率中求中和

蔣勳（作家／詩人／美學家）

這兩三年，非常感謝沈邑穎醫師悉心照顧調養我的身體。

我曾經有過很專業的醫師，治療身體各個部份的病痛，也在危急時快速用手術紓解病的癥結。

記得最早身體出問題是在五十歲以後，常常腰痛，腿麻。有一天，不小心，一個噴嚏，忽然脊椎刺痛，整個左腿發麻，跡近癱瘓。

在大醫院急診，照X光，查不出原因，又用核磁共振檢查，終於知道是腰椎第四、五節椎間盤突出，壓迫神經。

在醫院住了一個月，了解椎間盤，像一顆葡萄，襯在兩節椎體之間。因為坐姿不好，或者站立時間太久，椎間盤慢慢失去彈性，從圓型葡萄，承受壓力，變扁平，突出在椎體外，觸碰到脊椎四周神經，因此酸麻疼痛，最後整條左腿不能動。

我躺在床上，每天用牽引機拉，效果不大。扶床站立，坐骨痛到難忍，連呼吸都痛。

護理師很同情，她說：「這個痛，據說比女人生孩子還痛。」

我終於知道為什麼我的生日，母親叫做「母難日」。

西方近代醫學訴諸精準科學儀器，檢測後，身體結構組織的

病變清晰可見。

　　醫生給我看透視攝影，解說椎間盤，因爲是軟組織，X光照不出來。

　　透過核磁共振顯影，我腰椎第四、第五節已嚴重變形，突出在椎體外，壓迫神經，造成整條左腿麻痺。

　　精準的儀器檢測，了解病變癥結，也做出結論：動手術切除突出部分，再做牽引復健，改善病情。但是，那個時代，手術有風險。一位歌星手術失敗就從此坐在輪椅上。

　　我因此猶豫不決，心中忐忑。

　　那位照顧我的護理師，同情我比生孩子還痛的呻吟，忽然說了一句話：「你啊！在用五十歲的身體，做三十歲的事……」

　　我爲什麼一直記著這句話？

　　看起來無關醫療，卻讓我對自己的身體有徹底反省。

　　我讀著沈醫師的新書，她把「人格特質」分爲「火形」、「水形」、「木形」、「土形」、「金形」，是東方傳統的五行哲學。

　　沈醫師在「火形人」裡詳述了心經與小腸經的許多人格特質，引發我思考自己性格精神長久以來的慣性，如何不知不覺累積成身體的負擔，造成病變。

　　我一直自豪身體耐力很好，到五十歲，還可以常常從上午九點上課，不喝水，不用筆記，中午休息一小時，再繼續講到五點下課。

　　自己得意聲宏氣壯，不咳不喘，然而，長期火炎燃燒，不知不覺，讓五十歲的身體已不勝負荷吧……

我應該更早讀到這本書，我應該更早認識自己的「人格特質」，知道天生的優勢，同時常常就是致命的弱點，可以更早讓自己「身心共振」，讓身體更多一點和心靈的對話。

「你在用五十歲的身體做三十歲的事⋯⋯」

許多超越身體負擔的野心妄想，不斷燃燒，消耗能量，但是野心太大，太過自信，其實聽不到身體的呼救。

聽不到身體呼救，所以，我繼續用六十歲的身體做三十歲的事，脊椎的痛好了，竊喜勇健，又聽不到身體呼救，再繼續用六十五歲的身體做三十歲的事。

終於，心肌梗塞，送台大急診，裝了兩個支架。

身體總是沒有好好聆聽自己的「心」事。

沈醫師這本新書，在她繁忙的診治病患的同時，也許更意識到要每一位病患做到自己的「身心共振」，可以更深認識自己人格的特質，早一點做「身心共振」的重要功課。

「自己」也許才是最好的醫生。

二零一四年秋天，我到池上駐村，住在大埔村六十年老宅，左鄰右舍，多是世代務農的客籍移民，他們的生活，和我在都市裡認識的朋友非常不一樣。清晨四、五點起床，下田，黃昏吃完飯，大概七點、八點就上床睡覺。

日出而作、日入而息，上千年與土地日月的生存對話，依然是這個小小的村落生活的規則。

他們依循傳統的四季節氣過日子，日復一日，不忮不求，安分滿足，驚蟄、穀雨，春分、清明，小暑、大暑，到了入秋，白

露、霜降，二期稻作收割，開始入冬，在萬安鄉保安宮演收冬戲謝神，謝天地庇佑。大地萬物在冬季「收藏」、「收斂」，落葉紛飛，捨棄多餘的負擔，儲存養分，讓身體度過嚴寒，期待下一個春天。

我好像在池上找回了一些自己身體與自然對話的記憶，是父母那一代就一樣依循的自然秩序。

那時候沈醫師在關山，關山和池上比鄰而居，我聽許多人談起沈醫師，在慈濟關山醫院常常看診到晚上子夜。

也有朋友推薦我找沈醫師診治，可是知道沈醫師救助這麼多人，我不敢打擾。同時，我在池上，早起早睡，杜絕了大部分北部的邀約，像隱居山林，每天除了畫畫讀書，都在田野山水間遊憩，心情放鬆，看日升月恆，寒暑交替，大概也是身體狀況最好的一段時間。

二零二一年，因為心裡懷念一直敬愛的臺靜農老師，想到他已逝世三十週年，希望能在池上穀倉美術館辦一個紀念展。臺老師一生關懷弱勢，為社會邊緣者發聲，我想在六十年農民賴以維生的穀倉展出紀念他的展覽，他也會微笑首肯吧。

紀念展如期開幕，我連著錄了五天的影片介紹，身體又累到了，工作一結束，心肌再次急性梗塞，緊急轉回台北，又裝了三隻支架。

我躺在病床，調侃自己：還是在用七十歲的身體做三十歲的事啊……

那次心肌梗塞之後，身體顯然衰弱下來，肺喘、咳嗽、膝蓋

痛，出現各種問題。

我很幸運，剛好沈醫師結束關山十年的慈濟工作，回北部新店慈濟，我有機會親炙沈醫師的治療。

每一次診治，沈醫師都仔細問到許多生活細節，從飲食、工作、睡眠到心情，讓我深刻體會，病，不只是身體的徵兆，也透露著精神心事的負擔。

我和沈醫師閒聊，談到《紅樓夢》裡一位名醫張友士，他為賈珍兒媳秦可卿看病，那一段記錄著三百年前東方醫學博大又精微的診治過程。

沈醫師很有興趣，我複印出來，傳給沈醫師，她細讀了醫案，又讀藥方，說了一句：「厲害的老前輩。」

《紅樓夢》是小說，其中醫學的知識卻不是杜撰。

張友士談秦可卿的病情，再談病因，最後說到的是病因與性格的關係，解剖了這個聰明好強的秦可卿長年鬱結的心事。

沈醫師的新書《12經絡人格解密》，似乎也期待從身體與心理的牽連互動裡找回自我平衡的養生之道。

春分的時候，沈醫師用「太極針法」讓我的身體彷彿從沉睡中蘇醒過來。

我也慢慢嘗試讀沈醫師讚不絕口的《黃帝內經》，覺得並不陌生，《內經》裡的語言，很像詩，四字一句的結構，傳承《詩經》的節奏韻律。

四字一句，兩句一組，這個漢語結構，我們並不陌生，民間門戶上都有「風調雨順」、「國泰民安」這樣的祈願。

《詩經》的四字對仗，是音樂，也是文學，對應《內經》的許多四字講的身體、養生，好像在美學上通向了同一個身心共振的境界，日升月恆，寒來暑往，彷彿從漢字啓蒙的《千字文》就有一種平衡的嚮往：「天地玄黃」、「宇宙洪荒」、「金生麗水」、「玉出崑崗」，不只是語言，是在身體和心靈共振的頻率中求中和，不走極端，能夠在兩個極端裡看到運行與持平往復的規則。

　　漢代董仲舒《春秋繁露》，承襲春秋戰國五行學派的基礎，整理出一套哲學體系。「左青龍、右白虎，南朱雀，北玄武」，民間耳熟能詳的「青」「白」「朱」「玄」，加上居中的「黃」，是方位，也是自己身體的肝肺心腎脾。

　　我用美學的方式讀《內經》，未必是沈醫師會讚許的，但是很高興她的寬容，我隨意說出「廣步於庭」，她會心一笑，接著說：「披髮嗎？」

　　每一次診治都覺得是幸福快樂的事，好像不是面對痛苦的病，而是開始和自己長久陌生的身體重新對話。

　　沈醫師常常強調「中西醫合療」，我仍然定期做核磁共振，用西方科學儀器檢測自己每一器官部位的狀況，但是，有《黃帝內經》，有沈醫師，我可以把精密儀器檢測下被分離的器官，在東方「致廣大」的醫學體系裡整合起來，「致廣大」、「盡精微」並不衝突，而是相輔相成，成就健康的身心。

　　謝謝沈醫師！謝謝慈濟醫療團隊志工的大愛，感恩！

　　　　　　　　　　　2023癸卯年春分，於八里淡水河畔

有情之人寫給眾生的情書

謝哲青（作家／旅行家／知名節目主持人）

　　我和沈醫師的結識，是在大疫癘行的第一年，節氣小雪過後，一個呵氣成靄的午后。

　　當時的我，與自己的身體有著極大的斷裂。失去自我生理與心理連結的解離感，常常在生活事件的當下或事後，反應完全麻木，腦中一片空白，我與「感覺」逐漸分離，慢慢地感受不到任何情緒。大部分的思緒似乎被迫停工，要花極大的力氣，才有可能思考、感覺、記憶或理解眼前的人事物。某一天，我意識到自己的身心狀態，在不知不覺中，走向離析分崩，但其中過程，卻是緩慢而無意識的慢性自殺。

　　待我覺察到這些徵狀時，開始尋求專業醫療的協助，接下來數個月，我在各大醫學中心裡進行各樣各式高精密現代醫療科技的檢驗，其中的過程體驗，幾乎可比擬吳承恩《西遊記》中九九八十一刼的試煉與磨難。當所有的報告都標示「正常」或「--」時，我突然明白，眾所信賴的西方傳統醫療，也許不是解方，這些毫無生氣的療程，只會把我們的能量，以及對生活的希望，消耗殆盡。

　　就某些層面來說，這也許是隱性憂鬱的體現。

於是，在因緣際會下，我拖著交瘁的身體與疲憊的心，坐在沈醫師面前。

　　印象深刻的是，醫師逐漸凝重的臉（這也是許多人害怕中醫的原因，自以為的小毛病都變成不治之症的徵兆），然後以極其溫暖，卻又語重心長地說：

　　「你為什麼對自己這麼嚴苛？」

　　求好心切的工作態度、焚膏繼晷的時間投入、馬不停蹄的緊湊行程，過度透支的身心能量，再加上，心理無言可喻的鬱結……失衡，應該是最貼近事實的狀況。

　　下一秒卻有戲劇性的轉折，沈醫師看著我，突然笑了出來，「放心啦！你沒有憂鬱症，還好你來了……就這樣，我們開始吧！」

　　接下來的故事，是漫長的（但其實也沒有太長）的身心重建之路。

　　有趣的是，每次的診療，都是一場又一場令我深省的對話，尤其，醫師對《黃帝內經》鞭辟入裡的分析，她總以清晰易懂的語言，解釋發生在我個人身上的種種。

　　有人說：身心失調、創傷，像是一間鬧鬼的黑暗密室，而我們受困其中，卻不知道自己的身體如此反常？如此無感麻木？如此暴走失控？最偏狹苛刻的釋義，是我們自己太脆弱、太無能，輕易地就被生活擊倒，然後，當病入膏肓時，我們只能用定罪來責怪自己，讓自己沉浸在悔恨及遺憾之中。

　　但最寬容的解釋是，我們的生活失去了光，失去規律，失去

方向。而秉持「上工治未病」仁醫精神的沈醫師，重新讓我們認識自己，再一次，將理性與感性的光照進生命的幽暗，讓身心創傷的具現，幫助我們認出它是自己所忽視的部分。最終，我們也和自己言歸，以一個真實完整的人繼續我們的人生。

對我而言，這本書是有情之人寫給眾生的情書，訴說著身心共振的美好願景。

「記得，」沈醫師的耳提面命，「你的身體，需要你的愛。」

〔專業推薦〕

了解經絡人格特質，就能進一步認識經絡

邱榮鵬（臺北市立聯合醫院林森中醫昆明院區副院長）

從台北繁華都市到台東純樸後山，從古典針灸臨床運用到《經絡解密》系列叢書，沈邑穎醫師重磅回歸！

沈醫師筆下的《經絡解密》，已讓大家眼中的十二經絡不再混沌不明，清楚地認識了經絡本身、功能意義、臨床祕辛及人生哲理，對人體運作的認識更上一層樓！意猶未盡之際，另一鉅著悄然來襲。

中醫師能察覺到的不只是人體結構或疾病而已，更體悟到「形」、「氣」、「神」的相輔相成。《內經》點出了「順服節制」讓人延年益壽，「身心共振結構」的內涵貫穿了中醫傳統生理表現。

沈醫師透過「情志管理分工的四個層級」，把那些看似複雜的中醫生理病理表現說清楚、道明白，從最核心的君主之官到五行平衡身心系統，擴及五臟六腑十二之官是如何架構在經絡系統的基礎之上，再按五形（行）人分類，較《經絡解密》的人生哲理更闡明了不同的「經絡人格特質」，提升了讀者對經絡認識的廣度與深度！

這是一部好書，不再只是對應式地看待五行五臟而已，循著

「身心共振」的連結基礎（經絡），尤其是在身心失衡的時候，那些被強化的經絡特質該是如何地被識別與因應，沈醫師一一娓娓道來，身心與疾病之間的影響及關係，不再是不傳之祕，神祕面紗也隨著沈醫師的妙筆逐漸被掀開！

有此機會替好友為文作序，小弟深感榮幸！更替讀者感到開心，能收藏、細讀如此鉅著，肯定是人生一大幸事！

〔專業推薦〕

出入中西醫而不惑，整合身心靈而圓融

楊世敏 (明医中醫診所院長)

在現今世上，有漢文化流傳影響的地區，才會有中醫提供民眾醫療服務，不管是海峽兩岸的中醫，還是日本的漢醫，韓國的韓醫，都能在西醫主導的醫療環境下，額外提供民眾有別於西醫的醫療方法。特別是在台灣，中醫納入國家的全民健保體系，使得民眾可以在現代實證醫學的主導下，加入中醫這項有效治療的方法，讓民眾的健康得到更完整的守護，所以說台灣的民眾是有福的。

但是，要把傳統的中醫治療與養生概念，透過現代的語言、文字，並結合現代西醫的生理、病理學概念，傳達給民眾了解，的確是這一代中醫仍在努力的課題；也就是說，一直以來現代的中醫，會在現代醫學的標準流程運作下，嘗試找出流程外的醫療途徑介入，而最後的結果，又可以符合現代西醫監控的醫療數據，而完成「中西醫合療」的醫療任務。

然而，現代醫學已經由均一化的「實證醫療」不斷演變到注重個人差異的「精準醫療」，在這個過程，患者身心互相影響的因素，也被列入正式治療的項目。

不謀而合的是，傳統中醫就非常重視患者的「身心平衡」，

也因爲注意到疾病發展過程中身心必然互相影響，所以便有一整套「身心合治」的理論與方法。

沈邑穎醫師，中醫界的俠女仁醫，行醫多年，除了診治療效在病人間享有極高的稱譽，更苦口婆心地著書立論，希望在浩瀚精深的傳統中醫內涵與民眾之間，能搭起一座座匯通的橋樑，好讓民眾在平常保健時，有具體又可操作的準則概念。

這次，她又將筆鋒寫向身心合治的領域，希望從人體經絡的特性，帶出每個人身心共振的差異並提供有效的調養方法。書中條分縷晰的陳述是簡潔有效的，而筆觸所及的氛圍，卻是滿滿人文關懷，相信必定可以爲讀者提供具體可操作的中醫知識。

順道一提，我在字裏行間，又隱隱察覺沈醫師的關心，不止在調和患者的身心共振，已開始朝向「身心靈」更圓融的整合，期望在不久的將來，她能爲廣大衆生帶來更深廣的慈悲濟世關懷！

中醫是活的醫學——面對現代疾病，中醫如何看待？如何因應？

　　我於2021年10月回到台北工作，在台東、花蓮服務的那十年，常常羨慕花東人的自在，因為生活環境天大地大，雖有人事的煩惱，但那種壓力跟在台北時不一樣。

　　回到台北，與花東相對照，發現了北部都會區人們的辛苦，因為不管來自於外在環境的、人際關係的、身體內在的，或者更多來自於心理的，各式各樣的壓力，都會從與情緒有特別關係的頭腦反應出來。

　　中醫很早就提出「身心共振」的醫學保健思想。

　　依據中醫的臟腑經絡理論，人體的五臟主管人類七情六慾等各種情緒，也因為每條經脈連結一個臟腑，全身十二經脈又都通行到頭部，所以一旦內臟功能失調，就會透過經絡將問題投射到頭部。

　　例如：思慮過多、壓力過大的人，頭部會變得很大，甚至頭上的筋膜變形、長角；前額腫、偏斜、凹陷；或者是後頭的枕骨腫，枕後的地方出現厚厚的一層腫塊。

　　門診時，我經常會看到病人呈現各類頭部變形型態，思緒也

非常繁雜，有時各類思緒還會互相打架。長久觀察下來，感覺大家的頭頸部好像花椰菜，上面那一朵朵的小花，都是一個個壓力，都是一個個思緒。

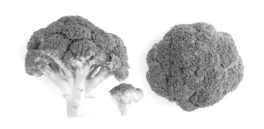

煩擾的現代人，身心就像花椰菜

當人們緊張時，常會將胸廓向內緊縮，肩膀上提，導致頸部和頭部緊硬，軀幹也隨著這力量的牽拉，變得緊繃。這些變得堅硬的頸肩部位，就像花椰菜的梗。

身心失衡已成爲全球共同的健康難題

現今社會的心理問題有多嚴重？2022年，世界衛生組織（WHO）發表了二十年來規模最大的全球心理健康報告[1]，並在報告中指出：

1. 全球約有1/8的人口罹患心理疾病，但有71%沒有得到相關的治療，顯示醫療資源嚴重不足。

2. 新冠肺炎疫情發生前，患有心理疾病者已接近10億人，約占全球總人口數的13%，其中女性占52.4%，男性占47.6%，年齡

1　參考資料來源：世界衛生組織官網於2022年五月公布之全球報告'World health statistics 2022: monitoring health for the SDGs, sustainable development goals'。

分布主要介於15-69歲之間。

3. 這些疾病中，占比最高的是焦慮疾病（占31%），其次是憂鬱疾病（占28.9%）。

4. 疫情爆發後第一年，憂鬱和焦慮發生率增加了25%。情況最嚴重的是衝突地區的居民，根據估計，這些地區每五人就有一人因心理健康問題而受苦。

5. 疫情發生後，原本就不足的資源又被用來對抗疫情，僅有2%的國家衛生預算，以及不到1%的國際衛生援助，應用於心理健康。

6. 國家的經濟實力也影響治療情況：在高所得國家，有超過70%的精神疾病患者獲得治療，但在低所得國家卻只有12%。

身心失衡導致失能，更影響生命品質與長度

此外，疾病也會讓人失能，也就是喪失工作和生活能力。根據統計，因疾病而失能的「年」數，以肩背痛與憂鬱症並居首位，平均長達5.6年；焦慮症居第6位，長達3.4年。研究還發現，患有嚴重心理疾患的人，比一般人的壽命短了10~20年。

回頭看看台灣，情況也令人擔憂。長期服用身心科藥物的病人逐年增加，尤其是上班族及年長者。WHO估計，憂鬱症將成為2030年全球疾病負擔的主要原因，而根據國家健康研究院2022年的報告，台灣約有1/10人口有憂鬱症狀。

台灣雖然有高達87%的中高齡憂鬱症狀患者覺得就醫便利，卻只有27%患者尋求醫師治療，更只有11%的患者得到有效的治

療，由此可見，中高齡憂鬱症患者的就醫率偏低。

　　為什麼就醫便利，卻有這麼高占比的憂鬱症狀患者並未尋求治療？原因可能來自於對憂鬱症的認知不足，不清楚憂鬱症是需要治療的，或是擔心汙名化。這也是為什麼台灣屬於高收入國家，但中高齡憂鬱症的就醫率仍低於歐、美、日本等國。

　　此外，近年來社會發生多起駭人聽聞的凶殺案，許多嫌犯都自稱患有思覺失調等身心疾病，無法控制自己的行為，成為不定時炸彈。由此可見，無論身心問題是來自於自己或周邊的人，都已成為所有人必須共同面對的課題。

情緒風暴與癌症息息相關

　　另一個與身心相關，且非常值得我們關注的疾病是癌症。

　　癌症是更嚴重的情緒風暴，許多癌症患者通常在發病前都面對重大的身心壓力，直到身體再也無法負荷時，癌症就趁勢大爆發。衛福部每年公布國人十大死因，癌症已連續四十年居於首位，難怪許多人聞癌色變！

　　身為中醫師，經常會遇到癌症病人詢問：「可不可以不要化療？可不可以用中醫治療就好？」然而，每個人的病情不同，無法一概而論。面對這樣的提問，身為醫師的我心中難免會唁歎：「如果平日能更善待自己，更關照自己的身心狀況，情況也許就會大不相同了。」

　　這也是我撰寫此書的初衷——希望能將中醫理論深藏的智慧加以整理，傳遞給願意照護自己身心的讀者，讓人人都能成

為自己身心的守護神。健康之鑰不必外求，盡在自己身上。

心理問題常以身體問題來就醫

　　東方人面對情緒失調的方式與西方人不同。西方人比較習慣尋求專業諮商，東方人或者不自覺、不當一回事，或者因為羞於開口、不知如何求助、不想面對……等，導致心理問題常被埋藏在疼痛、失眠等身體機能失調之中，以身體問題來就醫。

　　例如，病人會說：「醫師，我沒辦法睡覺，胃也好不舒服。」即使他有心理壓力，也很少直接告訴醫師。

　　根據臨床經驗，當我們發現病情狀況有些不太合理，這時如果患者能和醫師一起打開身體這個「蓋子」，就會發現裡面潛藏著許多的苦與痛，這類情況尤其常出現在癌症病友身上。

臟腑功能和情緒互相影響＝身體與情緒的共振

　　中醫在最早的醫典《黃帝內經》就一再強調身體會與情緒共振，五臟六腑功能與情緒互相影響。

　　七情六慾是人類特有的情緒表現，是人類在面對內在與外在事物時的正常反應。如果這些情緒過度發展、延續時間過長，或是情緒反應與事情的嚴重性並不相符時，中醫稱為「五志過極」，這時，身體就會出現病理變化了。關於五臟六腑功能與情緒之間的交互影響，後文會再詳加介紹。

　　另一方面，身體也會影響心理。我們常看見中風或癌症等

久病或重症病人，情緒降到極低點，對自己的未來完全沒有信心，最後導致「身心共病」的惡性循環。

在臨床上，很多病人身與心都同時生病了。尤其近年國人壽命延長，許多銀髮族從職場上退休後，又要開始照顧年邁失能的長輩。他們面對角色的快速轉換、體力的透支、心理的無助與孤單，無論身心，都非常需要調適；而受他們照顧的長輩看在眼裡，也是百般不捨。這兩類病人常常在診間交互說著彼此的傷痛，然後就流下眼淚，充滿無奈與心酸。

從「身心共振」發掘生命正能量

身為中醫師，我們非常了解「身心共振」，面對病人時也會以「身心共治」的理念來診治，希望能和病人一起找出身體與情緒的問題，改善身體不適，紓解情緒，讓身心進入良性循環。同時我們也經常提醒患者，回到日常生活時，盡量避開導致情緒嚴重失衡的地雷，減少暴怒、胡思亂想⋯⋯等。

當我們提供病人正向的心理支持，以及適當的身體治療之後，常會發現，病人宛如一顆撐過冬天的種子來到了春天，生命力開始萌芽、展現。

土肉桂樹的啟示

在這裡我想跟大家分享一個有趣的小故事。

很多年前，有人送我一棵土肉桂樹，葉子味道很香，我很喜

歡，就把它放在關山住處作爲陪伴。

奇怪的是，歷經四、五年後，這棵樹的生命時間好像暫停了，完全沒有成長，既沒掉葉子，也沒長新芽。後來，我把它移植到花蓮，整棵樹就像想要追回過去失落的時光似的，快速竄高，成長茁壯。

這件事讓我深深體會到，原來植物會挑選想要生長的環境，當這些條件俱足時，植物就會呈現爆發性的生命能量。

同樣的，身處複雜人際關係的人類，更會受到周邊種種因素的影響，如果能夠給予適當的照護，相信每個人都會像那株土肉桂一樣，生命順利開展，綻放出屬於自己的花朵。

透過中醫方法自我關照，維持身心和諧

許多人喜歡中醫的理由之一，是中醫知識能幫助自己平日保健，減少病苦，延年益壽。確實如此！許多病人經過治療後喟歎說：「我從來不知道原來身體問題跟這些情緒有關係。」解鈴還須繫鈴人，因此我也常提醒病人：「身體是自己在用，用壞了可要學會自己維修保養喔！」

中醫的特色之一正是可以DIY，只要花一點點心力學習了解自己的身心狀況，再透過中醫和其他方法來保健，自能維持身心的和諧。

中醫對於人體有非常全面的見解。五臟六腑是維持生命的核心，其中肝心脾肺腎「五臟」更是重中之重，聰明的人體將因應

人際關係而生的各類情緒，包括「七情」——喜、怒、憂、思、悲、恐、驚——分配給五臟親自管理，讓五臟與七情成爲生命共同體，這就是中醫「身心共振」理論的來源，後文會再詳述。

經絡就像人體的互聯網

中醫最神祕有趣的部分莫過於經絡系統了。五臟六腑因爲要維持各自所屬的生理功能，必須固定在一處，不能擅自移動，就像古時候足不出戶的大家閨秀一樣。不過有了互聯網，即使是足不出戶的大家閨秀，還是可以人在家裡坐，透過上網購物付款，就能直接把物品送到家裡。

身體也有類似互聯網的組織，那就是「經絡系統」，它們就像網路一樣，雖然看不見，卻功能強大。每個臟腑都有專屬的經絡，連結身體深層的臟腑，再遍布全身裡裡外外。臟腑只要透過經絡系統，就能運送氣血到各個部位，以維持正常功能。

此外，每條經絡系統所串連的部位也都互通聲氣，因此經絡系統既能維持臟腑的生理狀態，也會反映病理情況。

經絡導航，探索身心地圖

前面提過，五臟與七情是架構「身心共振」的生命共同體，臟腑所屬的經絡系統，自然也會呈現出特有的人格特質。只要能掌握各個經絡的人格，從異常的人格表現來探索可能生病的臟腑經絡，就能提供我們需要加強自我保健的身心地圖。

在眾多身心失調的狀態當中，罹患癌症應是最壯烈的。

根據個人的臨床觀察與診治經驗，許多癌症患者在發病前都歷經了漫長的身心折磨，這種現象就像溫水煮青蛙，他們知道自己身體不舒服，常常覺得不開心，但還能忍受。直到發病的那一剎那，情緒風暴襲捲而來，身心重創，幸運者可以走出風暴，改頭換面，重新面對人生。不幸者就一路下滑，淹沒在無邊無際的痛苦之中，令人非常不捨。

　　《黃帝內經》提到「上工治未病，中工治已病」，意思是在疾病尚未開始前就能截斷病苗的醫師，屬於「上工」，也就是最棒的醫師；在疾病開始發展時才治療的醫師，屬於「中工」，能力中等。

　　《內經》這段話原來是期許醫師要及早診治疾病，但讀者們也可以用來自我勉勵，透過對於身體的了解，知己知彼，成為自己身體保健的「上工」！

【關於本書的起心動念】

　　我在2011年創辦「經絡磐石」中醫教育團隊，期許成為經絡系統研究、發展與臨床應用的磐石，也樂意作為大家可以穩踩而上的健康基石，所以陸續出版《經絡解密》系列書籍，解開經絡蘊含的身心祕密。

　　大約十年前，蕭菊貞導演建議我應該寫一本從中醫角度探討身心疾病的書。我非常同意，也認為這是很重要的使命，只是平常忙於看診，週末又埋首寫作《經絡解密》系列書籍，這本書一直掛在心上。

　　直到今年，一切因緣具足，十年來我希望透過12經絡人格導航，探索身心失衡與重大疾病、癌症的關係，進而達到心身合治的心願，終於完成了。

　　本書延續《經絡解密》系列書籍的概念，以「12經絡人格」為核心，連結「身心共振」思路，期望讀者能透過閱讀身體來了解12經絡人格，進而掌握維持身心共振的和諧平衡之道。

第一章
中醫對於身心共振的看法
——身心共振的中醫理論

中醫師就像偵探一樣，
主要運用中醫傳統的望聞問切四診法，
就能觀察、分析病人走進診間之後，
透過每一個聲響、氣味、舉動、表情等
所傳遞出來的身心訊息。

為什麼中醫師可以這麼做？
因為《內經》把每一個情志與身體結構
歸納到同一個臟腑。

五臟就像五個抽屜，
裡面裝滿相關的情志與身體結構訊息，
只要拉開抽屜，
就會看到情志與身體共居於一臟，
並且相互共振。

這就是身心共振理論的基礎。

身體與情緒的和諧平衡，
是健康長壽的要件

中醫很早就有關於身心共振的相關理論，這一章，我們就從《黃帝內經》的養生之道和經絡系統一起進入吧！

健康長壽者的養生規律

中醫屬於道家醫學，所以非常注重養生。中醫聖經《黃帝內經》（以下簡稱《內經》）認為，**身心平衡的要點，在於從由「神」到「氣」，最後至於「形」**，讓「神」、「氣」、「形」三者取得平衡，太極拳就是最佳的例證。

《內經》的第一個篇章是〈上古天真論〉，此篇透過黃帝與歧伯的對話，開宗明義告訴我們如何老而不衰。

聰明好問、喜歡歧黃醫學的黃帝，請教他的中醫老師歧伯先生，為什麼上古的人都可以活到百歲且行動自如，沒有衰老之象？倒是黃帝同時代的人，才過半百，身體就已經開始衰敗，原因為何？

歧伯老師點出中醫的關鍵養生法則：

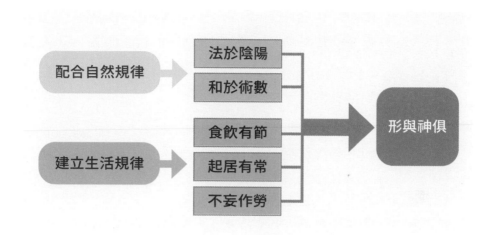

　　上古之人，其知道者，法於陰陽，和於術數，食飲有節，起居有常，不妄作勞，故能形與神俱，而盡終其天年，度百歲乃去。

　　這段話的意思是：上古之人年老而身體不衰的祕密有五個。

・首先是配合自然規律：

　　1. 法於陰陽

　　2. 和於術數

　　與天地相應，這樣能養一個人的神氣。

・其次是建立生活規律：

　　3. 食飲有節

　　4. 起居有常

5.不妄作勞

也就是飲食作息有所節制，不過於勞累，如此能養一個人的形體。

只要能做到這五點，就能達到「形與神俱」的境界，天人合一，身體與神氣都能俱足飽滿，當然就能年過百歲，動作不衰。

這五點裡的「食飲有節，起居有常，不妄作勞」很好理解，

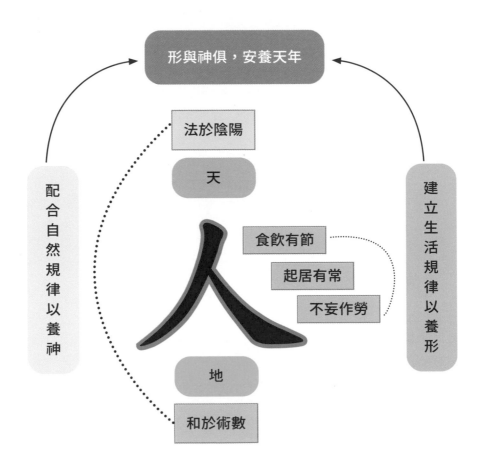

但「法於陰陽，和於術數」就有一點難懂了！別擔心，接下來進一步再跟大家說明。

四種長壽之人的養生之道

《內經》裡還提到有四種長壽者：真人、至人、聖人、賢人，內容是這樣的：

上古有**真人**者，提挈天地，把握陰陽，呼吸精氣，獨立守神，肌肉若一，故能壽敝天地，無有終時，此其道生。

中古之時，有**至人**者，淳德全道，和於陰陽，調於四時，去世離俗，積精全神，游行天地之間，視聽八遠之外，此蓋益其壽命而強者也，亦歸於真人。

其次有**聖人**者，處天地之和，從八風之理，適嗜欲於世俗之間，無恚嗔之心，行不欲離於世，被服章，舉不欲觀於俗，外不勞形於事，內無思想之患，以恬愉為務，以自得為功，形體不敝，精神不散，亦可以百數。

其次有**賢人**者，法則天地，象似日月，辨列星辰，逆從陰陽，分別四時，將從上古合同於道，亦可使益壽而有極時。

這四種長壽者中，真人與至人是最高境界，生活像隱士，都重視與天地四時陰陽的和諧，精神俱足，呼吸順暢，肌肉健康。

生活於俗世者是聖人和賢人，順應天地四時陰陽之外，因

為生活在凡間，盡量「外不勞形於事，內無思想之患，以恬愉為務」，也就是形體不過於勞累，思想盡量簡單，維持恬淡愉悅的身心狀態為要務。

這四種長壽者的養生法大致有二種：

1. 重視精神與形體平衡。

2. 強調要配合四季的陰陽變化，在春、夏天氣暖和、陽氣旺盛的時候，長養身體的陽氣，例如多曬太陽、多進行戶外運動，還有不要吃太多的冰品，以免損傷陽氣……等。在秋、冬天氣寒冷、陰氣旺盛的時候，則需滋養身體的陰氣，例如多吃水梨、多吃養血之品，但切勿過於熱補，反而損傷陰氣。

關於精神與形體的身心平衡，以及如何配合四季陰陽變化，後文將繼續深入介紹。

防避外邪、安定內心，精神與形體和諧

《內經》雖然是春秋戰國到東漢時期的作品，但書中記載的許多生活細節，跟現代社會也很接近。以下幾段以楷體字標示的，是《內經》的原文，楷體字下方的文字則是說明：

夫上古聖人之教下也，皆謂之虛邪賊風，避之有時。

上古聖人教導人們生活起居要謹慎，時時注意外界環境的變化，以免被外來的致病因子引發疾病，如流行性感冒、細菌、病毒感染……等。

恬淡虛無，真氣從之，精神內守，病安從來。

心情方面維持恬淡知足，不多外求，這樣人體的氣血運行順暢，精神安定內守，疾病又從何而來呢？當然就不容易生病。

是以志閒而少欲，心安而不懼，形勞而不倦，氣從以順，各從其欲，皆得所願。

因此，放鬆心情而清心寡慾，心情安定而不恐懼，適當勞動而不致疲累。如此一來，身體的氣血順暢，內心能知足滿足，凡事皆能如心所願。若能如此，就能達到身心安頓和諧的境界。

故美其食，任其服，樂其俗，高下不相慕，其民故曰朴。

看起來《內經》當時是群居的環境，貧富有差距，生活條件也有高下之別，所以《內經》提醒要安於現有的飲食條件、衣物及風俗，簡樸度日，「高下不相慕」意卽內心不要羨慕別人比我們好，這就是返璞歸眞的生活。

是以嗜欲不能勞其目，淫邪不能惑其心，愚智賢不肖不懼於物，故合於道。

最後《內經》提醒，面對外界環境的慾望和挑戰，都能堅定心志，眼睛不會被蒙蔽，心神不會迷惑，每人各有其能力，毋需懼怕不如人，這就合乎養生之道了！

以上《內經》所講述的，是不是神似現代社會情境？《內經》的提醒也適用於現代生活，包括避開外界環境致病因子以保護身體，滿足現狀以安定內心、身心健康和諧安定，都是養生之道。

天人相應，配合四季陰陽變化以養生

人類雖是動物，不過中醫根據對自然界的深入觀察，關於養生保健方法的思考，卻是從植物來切入的，例如大家常說的治標和治本，這個「標本」概念，字面上意義就是植物的根與枝葉。

以樹木思考生命——人與自然的關係

當我們用樹木來思考人與天地之間的關係時，首先會想到種子。

一顆種子埋在土裡時，會吸收土壤的養分和土下的水分，以維持生命，蓄勢待發。一旦時機成熟，它就會把握良機，突破地面往上生長，並承接地面上的空氣跟陽光。

右圖是中醫結合人體五臟特色與種子生長歷程的示

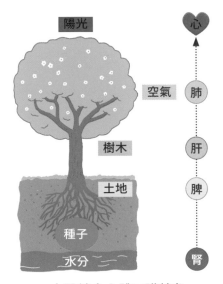

中醫結合人體五臟特色
與種子生長歷程示意圖

意圖。圖中位於種子所在位置下方的是水，是最深層、看不到的、暗色的水。這個土下的水是黑色的，中醫認爲屬於腎；大地的土是黃色，中醫認爲屬於脾，爲大地之母，孕育萬物。

到了春天，種子發芽，植物開始向上成長。青色的樹木屬於肝，具有向上、向外升發、開展的力量。

植物持續往上生長，迎向天空與陽光。白色乾淨的空氣屬於肺，溫暖的陽光屬於心，所以空氣、陽光代表我們的心肺。

中醫師在臨床上也常運用這樣的植物概念來診斷、治療。我常說，我們是大自然的孩子，也是來自大自然的種子，陽光、空氣、土地與水，都是我們生命的資糧。

身體會因時、人、地而異，也會與大自然環境共振

我們既然是大地之子，當然也像植物一樣，受到四時環境的影響。在春夏秋冬、二十四節氣，甚至日夜陰陽變化的節律之中，我們的身心都與大自然環境共振。

有一年農曆春節後第一週，病人的氣都很順，感覺每個人的身體都像植物一樣，開始要向上、向外伸展。沒想到兩、三週後，寒流突然來襲，我發現病人的脈象整個壓抑住了，上不來。

這是因爲寒主收引，導致人們在春天準備升發之氣糾結，出現頭重、胸悶、心情煩躁等氣憋在身體裡的情況。由此可見我們受到節氣的影響有多大。

聰明的中醫老前輩觀察到這種人與天地相應的現象，因而教導我們要順應大自然變化，因時、因人、因地來保健身體。

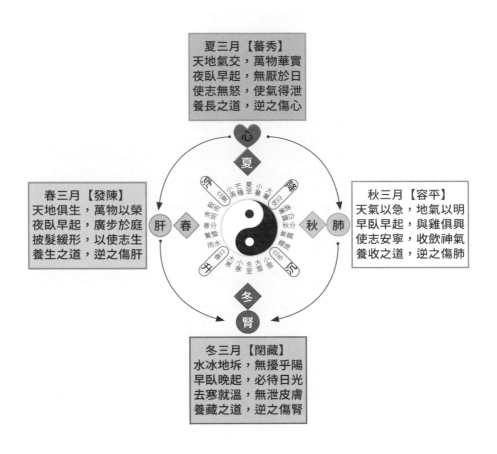

夏三月【蕃秀】
天地氣交，萬物華實
夜臥早起，無厭於日
使志無怒，使氣得泄
養長之道，逆之傷心

春三月【發陳】
天地俱生，萬物以榮
夜臥早起，廣步於庭
披髮緩形，以使志生
養生之道，逆之傷肝

秋三月【容平】
天氣以急，地氣以明
早臥早起，與雞俱興
使志安寧，收斂神氣
養收之道，逆之傷肺

冬三月【閉藏】
水冰地坼，無擾乎陽
早臥晚起，必待日光
去寒就溫，無泄皮膚
養藏之道，逆之傷腎

　　上圖是依據《內經》相關內容製作的四季養生圖，有助於瞭解接下來的說明。

《內經》關於四時養生的概念

　　四季變化的特質是**春生、夏長、秋收、冬藏**，配合四時的養生重點有二：

1. 配合陽光與氣候寒熱，調整入睡與起床時間。

2. 配合四季的生、長、收、藏的特性，調整身體的活動。

・春生

春天萬物甦醒，歷經冬天寒冷而瑟縮的身體也逐漸伸展。

建議可以稍晚入睡，早點起床，精神放鬆，在庭院或公園緩慢散步，喚醒沉睡的身心，這是「春生」之道。

・夏長

夏天陽光溫暖，萬物蓬勃成長，日照時間最長。

建議把握有陽光的時間，比春天晚些入睡、早點起床，出去曬曬太陽，讓身體氣機開展，保持心情愉快，這是「夏長」之道。

・秋收

秋天氣候轉涼，大地的氣機由外展逐漸轉為收斂，日照時間也逐漸縮短。

建議早點入睡，太陽升起後再起床，避免寒氣入侵身體。

秋天時，植物落葉紛紛的蕭瑟感，易讓人有悲愁與憂鬱的情緒，此時宜安定神志，以免受秋天悲傷之氣影響。同時減少戶外活動，讓身體氣機內收，這是「秋收」之道。

・冬藏

冬天氣候寒冷，大地的氣機轉為內藏，日照時間最短。

建議早早入睡，盡量晚起，等太陽完全出來之後再起身。「去寒就溫」，時時注意保暖，不要過度活動損耗陽氣，務必守護住身體的陽氣，不要輕易外洩，才能抵禦環境寒氣，這些都是「冬藏」之道。

《內經》總結四時養生重點，在於大自然春夏秋冬四季各有陰陽特質，春夏屬陽，秋冬屬陰，這是萬物生長的根本要素。善於養生的人會在春夏季節長養陽氣，秋冬季節長養陰氣。

我們若能依循四季自然法則來生活，就是與天地萬物一起回歸生長的根本，當然就能成為健康且長壽的人。

養生三大關鍵，有助維持身心和諧

此外，關於養生，《內經》也提到：

智者之養生也，必順四時而適寒暑，和喜怒而安居處，節陰陽而調剛柔，如是則僻邪不至，長生久視。

右圖是《內經》關於養生的思路示意圖。歸納言之，養生的關鍵大致有三：

1. 順應天地四時變化，與天地和諧共處。
2. 預防外邪侵襲身體，平日也慎用身體，不要損傷。
3. 適當表達情緒，不要過極，安居樂業。

這三個關鍵，又可以歸納為「順服節制」四字。只要能做到這三大關鍵，就能維持身體與心理的和諧，達到「形與神俱」的

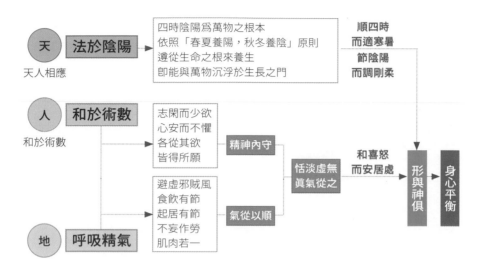

《內經》的養生思路

狀態，長保健康平安。

《內經》的「不損生」之道，避免早衰

　　《內經》除了介紹「養生」之道，也提出反面教材，提醒我們不要做出「損生」的事，以免年過半百就早衰：

　　今時之人不然也，以酒為漿，以妄為常，醉以入房，以欲竭其精，以耗散其真，不知持滿，不時御神，務快其心，逆於生樂，起居無節，故半百而衰也。

總結來說，「損生」生活方式就是耽溺於「酒色財氣」，這種情況常見於應酬場面。

　　可怕的是人們「以妄為常」，積非成是，恣意任性，追求一時的享樂，殊不知這樣罔顧未來的行為，「逆於生樂」，會嚴重損害身心健康，等於把明天的體力在今天用完，提早耗盡生命能量，因此年過五十就百病叢生！

　　對照來看，前面提到的真人、至人、聖人和賢人，都是做到「順服節制」，才能百歲仍活動自如。

順服節制，擁有富裕的健康存摺

　　每個人都有屬於自己的健康存摺。健康存摺就像到銀行存款一樣，開戶時的本金，是父母親賜給我們的先天體質，也就是「老本」。如果我們後續的生活起居與情緒都能「順服節制」，身心和諧，就可賺取健康資金，存入健康存摺。

　　健康資金愈多，時時平安健康，活得愈老愈喜樂。如果追求一時快感，損耗身體，不斷提取健康資金，一旦存摺歸零，也就是生命終止之時。我們都是健康存摺的主人，所思所為都決定了生命的長短與品質。

身心共振結構的形成──
情志管理分工的四個層級

　　從前面的介紹可以了解，《內經》關於身心共振影響健康和壽命的整體論述，非常清楚完整。不過，除了整體論述外，當我們在日常生活中，因面對各種情境而引發了各類情緒，《內經》也提供平衡之道，引導我們能在時刻變動的生活步調裡，讓情緒回復穩定。

　　在中醫理論裡，人體分層、分工的負責概念其實是非常現代的。我們的五臟六腑功能各有所司，而且由五臟統領六腑，任務有層級之別。本書據此將情志管理分為四個層級，以心為核心，再向外擴展至臟腑功能，最後延伸至經絡系統，層層分工，希望有助於讀者更能理解身體的精細運作。

情志管理分工的四個層級

情志管理最高層級：心君統管所有情志的平衡

　　中醫是很細膩的醫學體系，不僅精於分析一般身體與心理狀

況，關於更高層級的靈性狀態，《內經》也有精采的說明：

1. 先天的精神魂魄

「生之來謂之精，兩精相搏謂之神，隨神往來者謂之魂，並精而出入者謂之魄。」

「精神魂魄」從父母親兩精相合爲受精卵的刹那即產生，屬於天生特質，一如人們常說的本性、靈性。這些特質是維持性格穩定的基石，都被記錄且深藏在先天之本的「腎臟」。

2. 承接先天加以發揮的心

母體中的胎兒逐步成長，心臟開始跳動，神經系統發育，視覺、聽覺等各類感覺也隨之出現。此時，胎兒的「心」開始承擔各項刺激與感受，因此「任物者謂之心」。此心介於先天與後天之間，承接先天特質，加以發揮。

這顆尚未被環境染汙的心是「本心」、「初發心」，是向宇宙發出呼求的心，是靜坐時欲回歸的心，是內心深處常常浮現的心聲；它是讓正念得以發揮的心，也是吸引正向能量的心；它是充滿宗教精神的心，也是時時恆定清明的心。

3. 後天的意志思慮智

「心有所憶謂之意，意之所存謂之志，因志而存變謂之思，因思而遠慕謂之慮，因慮而處物謂之智。」

「本心」因應各類情境，透過感受、累積與學習，逐漸形成

「意志思慮」。隨著歲月增長、社會歷練，不斷學習磨合，心念也隨之持續修正，最後成為個人特有的智慧。

「智慧」是生命歷程累積的結晶，會回應到心，心再回應給腎，納入腎所珍藏的精神魂魄。因此，人生智慧會豐富心腎的內涵，心腎也會豐富智慧的內涵，從而提升思慮和意志因應事物變化的能力。

我們可以將以上的運作，透過存款的「定存」與「活儲」的概念來加以比喻，說明人體如何將重要的精神物質藏放在兩處：

(1) 其中一處像「定存」，珍藏在先天之本的「腎」，穩若磐石，不輕易變動。

(2) 另一處則像「活儲」，初發的「心」將「精神魂魄」及「意

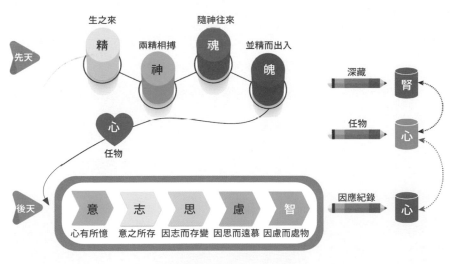

心腎與先後天分工示意圖

志思慮智」等提撥給五臟管理，以便卽時面對外界世界的各種變化與挑戰，建立良好的人際關係。後文卽將介紹的五臟藏有「魂神魄意志」，正來自於此。

初發心與現世心

由於身心發育有「先天養成」階段，以及「後天歷練」階段，筆者個人淺見，將承接先天加以發揮的「心」，稱爲「初發心」，將培育後天「意志思慮智」的「心」、獨立面對現實環境的「心」，稱爲「現世心」。

在胚胎時期，心臟是最先開始工作的臟腑，透過規律的搏動來推動身體血液循環，也承受和記錄各類的心理感受，是爲「初發心」。

隨後，身體各組織器官逐步成熟，五臟六腑包括心臟在內同心協力維持正常功能，此時的「心」爲「現世心」，是因應我們每天生活工作所需的那顆心。

「初發心」在「現世心」掌握身體機能之後卽退隱到內心深處，默默協助「現世心」維持身心的平衡。後文會討論到的「心」，卽屬於「現世心」。

君主之官

心臟對於身體和生命的重要性衆所周知，心臟一旦停止工作，生命就終止了。如果身體是個國家，心臟就是一國之君，統領身心，因此中醫稱心臟爲「君主之官」，其他臟腑都臣服在心

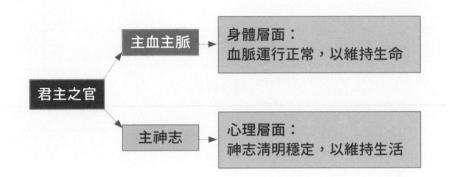

的領導。君主之官有兩項重要任務：

・在身體層面「主血主脈」

維持血脈正常運行，全身組織器官得到滋養以維持生命。

・在心理層面「主神志」

中醫將所有情緒歸納為「五志七情」，簡稱「情志」。

心統領所有神志，使之歸於平和清明與穩定，以維持生活。「君主之官」的心超越所有情志，所以是情志管理的最高層級。

情志管理第二層級：五臟分管情志，以五行平衡身心

情志管理最高者是心君，但心臟要管理的事很多，就像總統一樣，雖然有權管理整個國家，但也不可能所有事情都管，還是需要分工。

我們依《內經》所述，將臟腑分工整理成以下的人體對應表。

人體對應表							五臟	五行	五腑
五聲	五液	五華	五體	五竅	五志 (七情)	五藏			
呼	淚	爪	筋	目	怒	魂	肝	木	膽
笑	汗	面	脈	舌	喜	神	心	火	小腸
歌	涎	唇	肉	口	思 (憂)	意	脾	土	胃
哭	涕	毛	皮	鼻	悲	魄	肺	金	大腸
呻	唾	髮	骨	耳	恐 (驚)	志	腎	水	膀胱

五臟分管情志

　　心主神志，是情志整體管理的核心，透過分工，交由其他臟腑來管理情志的細節，如此才能卽時調整，恢復平衡。例如，五臟各有「五藏」和「五志」：

・**五藏：**

　　指「藏」有重要的心理狀態，使其安穩，包括魂、神、意、魄、志。俗語常說的「三魂七魄」，就屬於這類**長期穩**

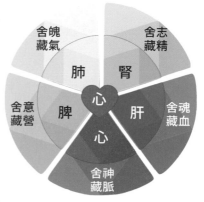

五臟分管情志圖

定的心理狀態。

・五志：

即怒、喜、思、悲、恐，加上憂、驚，成為「七情」，屬於**短期多變動**的情緒狀態。

中醫把「五志七情」分別交給五臟來管理：肝主憤怒，心主喜悅，脾主思慮，肺主悲傷，腎主驚恐。

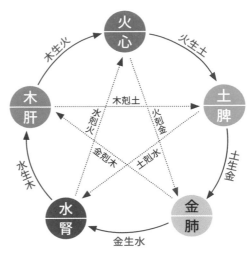

五臟五行相生相剋圖

五臟以五行平衡身心

五臟雖然有自己的系統，彼此之間不能各自為政，還是需要同心協力，互相平衡。就像一個家族企業有五個孩子各自承擔公司業務，雖然各有分工，彼此還是要互相協調、支持與平衡，業務才能蒸蒸日上。五臟也是如此。

人與天地相應，自然界有木、火、土、金、水等五行。前文曾提到我們能從樹木了解五臟的特質，五臟也與五行相配：肝配木，心配火，脾配土，肺配金，腎配水。自然界的五行存有兩種關係，生活中也有這些現象：

・推動功能的「**相生**」關係：

如木生火，類似鑽木取火的概念，木材也能助火持續燃燒。

・抑制功能的「相剋」關係：

如大家熟知的「水來土掩」，就是土剋水。

五臟功能的五行關係也是如此。五臟的五行相生與相剋關係，主要是為了維持身心平衡。就像經濟學所說的，世上的資源有限，需要妥善管理與分配，如此社會經濟才能安穩祥和。

五臟相輔相成，也會牽連同病

五行的相生關係中，肝木生心火，肝會加強心的功能，但在病理狀態時，肝若生病也會累及心。

現代社會生活壓力很大，一如前言提到的身心花椰菜，五臟中的心臟與肝臟，是身心壓力的主要承受者，也是唯二會疲累的臟腑。我們會聽到「心好累」、「肝很疲勞、爆肝」，但不會聽到脾、肺或腎累的說法。

巨大壓力與過度疲勞，都會壓榨我們的心與肝，讓我們成為「壞心肝」的人，這也與肝木生心火、心肝同病有關。「壞心肝」常會出現「外強中乾」的狀況：上班一條龍，對外表現安好；下班一條蟲，回到家情緒煩躁易怒，缺乏耐心，難以入睡，食慾差，頭痛胸悶，胃脹悶，脅肋痛，肩頸僵硬等。

臟腑資源不平均，相剋關係就會失衡

就像前面提到的經濟學說一樣，人體的資源也是有限的。一

旦某個臟腑資源過多，就表示另一個臟腑一定會缺乏資源。

　　例如：水本來剋火，但心火如果過旺，則不受水的制約，反而會燒掉體內水分，水分不足，就會出現一系列的乾燥情況，包括口乾舌燥、舌破咽痛、皮膚乾癢、小便短少、心煩眠淺……等，這就是相剋關係失衡所致。

　　在五行相剋關係中，肝木最喜歡剋脾土。

　　自古以來，人類面對生存與生活都有身心壓力，只是程度不同而已。中醫重要的臨床典籍《傷寒雜病論》，就提出了「見肝之病，知肝傳脾，當先實脾」的預防醫學概念，其概念就是反制「木過度剋土」的情況。

　　掌握木剋土關係，就能了解「肝病會影響脾臟」的人體規律，一旦發現肝生病時，趕緊強化脾臟功能，畫出防火線，就能能避免肝病禍及脾臟。

透過五行生剋之道，調整身心共振——以小柴胡湯為例

　　中醫有一個名方「小柴胡湯」，主要治療肝膽疾病，也是善於治療身心疾病的良方。這個藥方出自《傷寒雜病論》，從古至今，甚至在日本都是最常用的方劑之一。

　　小柴胡湯有四個應用指徵，包含身體與心理症狀：

1. 體溫忽冷忽熱（往來寒熱）。
2. 胸脅脹滿，深為此事所苦（胸脅苦滿）。
3. 胃口不好，不想飲食（不欲飲食）。
4. 心煩，時常想吐（心煩喜嘔）。

小柴胡湯所治的肝膽疾病，不僅有肝膽相關的「胸脅苦滿」症狀，也影響脾臟的食慾，印證「見肝之病，知肝傳脾」之「木剋土」關係，並且進一步導致心臟的「心煩」，反映「木生心」關係。

「苦滿」、「心煩」這兩種情緒感受與身體症狀同時出現，表示臟腑與情志互相影響，由此可知，中醫自古即知道身心共振，也有好用的千古良方可加以調整。

運用五行生剋，以情治情

此外，中醫也將五行相生相剋的關係延伸到情志治療，稱為「以情治情」。

記得中學時候國文課有一篇「范進中舉」的故事。范進先生歷經寒窗，終於迎來生命的春天，考上了舉人，並且因為異常開心，欣喜情緒大爆發，狂言亂語。眾人深知范進最怕他的老丈人，為了救范進，請老丈人一如往昔，把范進臭罵一頓，沒想到范進竟然就恢復正常了。

故事中的主人翁不知不覺中應用的，就是「以情治情」的方法。心屬火，主喜，范進中舉後，心喜過度，老丈人藉由腎主恐，將范進一語棒喝而醒，因為腎屬水，主恐，水可以制火。很有趣吧！

如何掌握情志和五臟的關係？

那麼，我們如何知道自己的情志問題跟五臟有關？

・肝：

肝主怒，又開竅於眼睛，怒氣傷肝，氣向頭上衝，就會出現頭痛、頭暈，眼睛血絲增多。

・心：

心主喜，若有不歡喜、不開心的情緒，久了就會變得煩躁。

心還主管血脈和心神的安定，難怪有人說：「我每天都笑不出來，很煩，為什麼開心這麼難？竟然連心臟也不舒服，甚至心臟亂跳！」

・脾：

脾主思，負責消化系統，是媽媽性格，有一顆媽媽心，思考較細膩周全。

然而，如果想太多，愛操煩，過度擔心，就容易出現茶不思、飯不想的情形，這常見於母親思念遠遊的孩子，或情人彼此之間的思念。

・肺：

肺主呼吸，主管一身的氣，又主收斂。

前面介紹過，秋天容易憂鬱悲傷，當人過度悲秋、憂鬱，這個收斂氣一收，全身氣機都緊繃，胸口隨之緊繃，呼吸不順，甚至會喘，唯有透過大大的歎息，才能夠把肺氣打開。

• 腎：

　　腎主驚恐，掌管耳朵，以及腎臟所在的腰部、下肢和小便。

　　近幾年新冠肺炎疫情爆發，大家都很害怕會染疫，一點點風吹草動或空穴來風的訊息，都讓人無比驚慌。

　　日常生活中常見到年長者因爲身體功能逐步退化，腎氣衰弱，元氣不固，面對失能與孤單時，很容易陷入恐慌害怕，甚至不敢出門，同時還會出現耳鳴頭暈、腰痠痛、腿無力、頻尿……等狀況。

　　台灣已進入老年化社會，我們都會變老，這些情況也會愈來愈常見，需要及早預防。知識就是力量，掌握中醫保健知識，就能擁有維護健康的力量。五臟之中，腎臟功能與老化的關係最密切，腎臟早衰，人也會早衰，只要加強護腎，就能邁向健康快樂的黃金歲月。[1]

情志與臟腑是互相連結的共同體

　　除了以上所述，從前面的「人體對應表」我們也可知道，透過聲音的五聲，分泌物的五液，以及身體結構的五華、五體和五竅，都提示五臟與身體的組織結構相互連結，成爲一個個獨立系統，彼此呼應與影響。

　　例如：肝臟與眼睛、眼淚、憤怒有關，只要肝臟功能正常，

1　關於腎臟與老化的關係，以及護腎的詳細內容，可參考《經絡解密》卷六——腎經，頁78~80。

視力和眼淚就會如常，憤怒情緒也較能得到控制。反過來說，如果持續哭泣或怒氣沖天，長久下來都會損及肝臟。

我曾遇到一位剛獲得碩士學位的女病友來治眼病，她為了及早完成論文，壓力很大，天天熬夜拚搏，過程中雖然感覺視力疲勞，但仍硬撐著完成論文，之後視力驟然模糊，眼科檢查才發現視神經萎縮。她來到診間時，一邊哭泣一邊敍述自己的故事，懊惱不已，實在令人不捨。

五臟就像五個抽屜，裝滿情志與身體的相關訊息

五臟、情志、身體三者相互連結成一個系統，彼此當然會互相影響。

情志與臟腑形成生命共同體，臟腑功能會反映在情志，以喜與心為例，如果心臟功能正常則心情極佳。

情志也會影響臟腑功能，例如：肝主怒，肝火旺時很容易發怒，長期生氣則會導致肝火盛而出現口乾口苦、失眠等狀況。

過去醫院的精神科，如今大多改為身心科，治療身心之間相關的問題，可見身心共振問題已經逐漸得到重視。

我常說，中醫師就像偵探，主要運用中醫傳統的望聞問切四診法，就能觀察、分析病人走進診間之後，透過每一個聲響、氣味、舉動、表情等傳遞出來的身心訊息。

為什麼中醫師可以這麼做？

因為《內經》早把每一個情志與身體結構歸納到同一個臟腑，五臟就像五個抽屜，裡面裝滿情志與身體結構的相關訊

息，只要拉開抽屜，就會看到情志與身體共居於一臟，並且相互共振，這就是五臟的身心共振理論的基礎。

情志管理第三層級：十二官維持身心平衡

人體除了五臟，還有六腑——也就是「人體對應表」中的五腑，再加上心包經。《內經》為了將臟腑功能解釋清楚，借用古代朝廷的官位來比擬，共分成十二官：

心者，君主之官也，神明出焉。
肺者，相傅之官，治節出焉。
肝者，將軍之官，謀慮出焉。
膽者，中正之官，決斷出焉。
膻中（心包）者，臣使之官，喜樂出焉。
脾胃者，倉廩之官，五味出焉。
大腸者，傳導之官，變化出焉。
小腸者，受盛之官，化物出焉。
腎者，作強之官，伎巧出焉。
三焦者，決瀆之官，水道出焉。
膀胱者，州都之官，津液藏焉，氣化則能出矣。

凡此十二官者，不得相失也。故主明則下安，以此養生則壽，歿世不殆，以為天下則大昌。主不明則十二官危，使道閉塞而不通，形乃大傷，以此養生則殃，以為天下者，其宗大危，戒

之戒之。

臟	官位	職能	腑	官位	職能
心	君主之官	神明出焉	小腸	受盛之官	化物出焉
膻中 (心包)	臣使之官	喜樂出焉	三焦	決瀆之官	水道出焉
肺	相傅之官	治節出焉	大腸	傳導之官	變化出焉
肝	將君之官	謀慮出焉	膽	中正之官	決斷出焉
脾胃	倉廩之官	五味出焉	脾胃	倉廩之官	五味出焉
腎	作強之官	伎巧出焉	膀胱	州都之官	津液藏焉， 氣化則能出矣

以心爲核心的臟腑衛星圖

上方表格呈現的是每個臟腑及其專屬的官位與職責，下頁則透過圖示來呈現臟腑的分工與關係，這個臟腑衛星圖，也可說是臟腑在身體所發揮的功能的縮影。

在這十二官的職責當中，有四個與神志有關，包括肝的謀慮、膽的決斷、心的神明、心包（膻中）的喜樂，其餘則是身體的各種機能。這樣的分工，再次體現中醫體系關於「身心共治」思路的特質。

了解十二官功能後，就更容易掌握臟腑功能及心理素質。例如：心藏神，主喜，又是君主之官，明君的神識就會很清明。再如：肝藏魂，主怒，將軍一怒爲國家，但需不需要謀慮？當然要

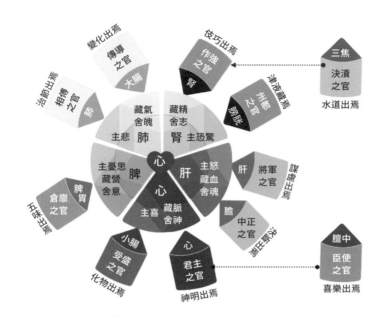

情志管理第三層級：十二官維持身心平衡

囉！所以謀慮出焉，否則有勇無謀爲莽夫，反而害了國家。

關於十二官的相關內容，在後面的篇章會再進一步說明。

情志管理第四層級：十二經絡系統連結內臟與肢節

情志管理的第四層爲何使用經絡系統？這就要從經絡系統的特色說起。

十二經脈都以所連結的臟腑命名，如肺經、腎經……等。
經絡系統是運行氣血的管道，全身內外走透透，在身體內部連

結臟腑，外部則循行在四肢軀幹和頭面部。

經絡系統就像臟腑運作的探索地圖

前面所提的三個情志管理層級，談的都是臟腑在身體裡的運作，其變化看不到也摸不著，卻會透過經絡系統反應在體表，因此只要循著經絡的走向，就能按圖索驥，了解臟腑的情況。

氣血循環對生命非常重要，而氣血不可能只在內臟流通，也會在臟腑之間流通。

例如，心與小腸互為表裡，功能相通，但兩者距離遙遠，氣血如何相通？還有，臟腑跟四肢軀幹間的氣血也必須有聯繫，但兩者之間的距離更遠，氣血如何運送？因此，一定有一個系統負責連結和轉運。這個系統，就是經絡系統。

《內經》中提到經絡系統的功能時是這麼說的：

人之血氣精神者，所以奉生而周於性命者也；經脈者，所以行血氣而營陰陽、濡筋骨，利關節者也。

經絡系統運行氣血到身體內外所有部位，在身體內部調節陰陽，將臟腑氣血運送到四肢軀幹，濡潤筋骨，讓關節滑利，身手靈活。如果身體有哪些部位不靈活，就表示那個地方出現問題。

我們可以透過對於身體和經絡的觀察和檢查，推測體內發生什麼事，這就是中醫常說的「有諸內必形諸外」，意思是體內的臟腑問題，一定會反應在體表，而這當中的關連和判斷來源，就

是經絡系統。

　　由此可知，經絡系統是了解一個人身心狀態的最佳途徑。

十二官與十二經絡的分工

　　談到這裡，我們再將經絡系統與前面三個層級結合，進一步了解中醫理論中，情志管理四個層級由上而下、從核心向外分工的工作分配：

- **最高層級**：心君統領所有神志，將身與心連成一體。
- **第二層級**：由五臟協助心君，管理五志七情。
- **第三層級**：加入六腑，五臟和六腑分為十二官，維持身心平衡。
- **第四層級**：透過分布最廣、以執行任務為主的經絡系統，連結人體的內臟與肢節，將全身串連成一個身心共振的有機體。

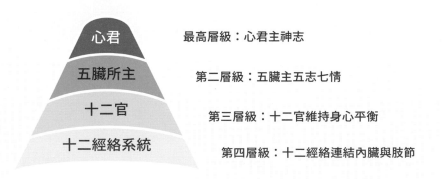

情志管理四個層級

那麼，如何運用情志管理層級，來檢測身心共振狀態？我們可以從最容易入手的十二經絡系統開始，回推十二官發生了什麼事，再從十二官追溯五臟所主情志發生什麼事，最後就會看到心君的困難與問題。解鈴還須繫鈴人，要改善身心共病，通常心君都是終點站。

　　這是《內經》帶給我們最大的寶藏，它一層一層的邏輯非常清楚，讓我們明白，原來可以從經絡系統開始逐步觀察身體和情志，瞭解五臟六腑的狀態，進而更清楚掌握身心的關係。然後知而後能行，自我保健、自我療癒之路於焉展開。

〔診間小故事〕乳癌病人失眠的真正原因

　　記得我在台東關山看診時，有位二十多歲的女兒帶五十幾歲的媽媽來看診，主要想治療失眠。我從病歷看到病人有乳癌病史，就關心她情況如何，沒想到病人立刻回答：「那個沒事啦！都已經過去了。」

　　我想：「凡走過必留下痕跡，乳癌怎可能輕易就過去了？」

　　因為看到年輕醫師在初診的詢問有記錄，病人的先生在外地工作時有好幾個外緣，但當我想再往下問，她已鎖緊心門，說：「不要再提了，那些都已經過去了！今天我是來看失眠的。」

　　然而，失眠跟她的乳癌有沒有關係？跟她的先生外遇有沒有關係？

　　我一邊幫她把脈，一邊對她說：「依據我們中醫的瞭解和臨床經驗，癌症不會從天上掉下來，即使天上有禮物掉下來，

也絕對不是癌症！」

　　她一臉疑惑，女兒卻在旁邊偷偷點頭。

　　我繼續說：「根據我的經驗，要得到癌症這麼重的病，是天選的，真的很不容易！」

　　這時她開始想聽了，因為有故事。

　　「乳房是女性身體很重要的部位，臨床經驗告訴我，乳癌的患者，很多都是因為愛的能量出了問題。如果你已經放下，已經過關，今天就不會來這裡了。我相信那些傷痛還在你的心裡，而這些心裡面的問題，變成了睡眠的障礙。對不對？」

　　女兒在旁用力點頭，媽媽開始哭了。

　　很多病人在打開心門前，都必須先用眼淚解鎖。這時，我總會告訴他們：「這裡很安全，你可以放心的讓情緒流出來，不用擔心。」

　　當病人開始啜泣流淚時，我們已不用再多說什麼，因為知道門已經打開。唯有心門開啟，我們才有辦法進入下一個步驟。

經絡循行呈現病理現象，更透露整體身心狀況

　　或許對大多數人來說，乳房只不過是女性的器官之一。不過各位曾經想過，經過乳房的經絡有多少條嗎？

　　人體就像都市，愈重要的都市擁有的交通要道愈多。例如：台北、新北、台中、高雄等都是三鐵共構，搭不上高鐵，還有台鐵，或者還有客運、計程車……等可以運輸、轉乘。

同樣的，人體愈重要的地方必然有許多經絡通過，才能為這些部位提供營養，協助維持功能。

　　以乳房來說，手三陰經（肺經、心經、心包經）都繞過這一區，胃經、肝經、膽經、腎經、大腸經，也都和這裡有關連。從這些與乳房相關的經絡，可以看出人體整體的精密設計，而對中醫來說，經過這些部位的經絡，不但呈現了病理現象，也透露了患者的整體狀態。

　　過去沒有代理孕母，有錢人家可以請奶媽代為哺育嬰孩，但窮苦人家若不是使用動物奶，就是母親必須拚命擠奶。從種族延續的角度來看，母親的乳房無法分泌乳汁是很嚴重的問題，因為表示下一代有可能會死亡。這也是為什麼這麼重要的器官不會只有一條經絡經過，因為所有重要養分都需要往乳房輸送，才有足夠的營養培育下一代。

　　由此可見，乳房不僅是乳房。乳房代表著親密關係、人類對傳宗接代的期待，也是母親對於孩子的關愛，更代表著愛的能量。當一位女性想把愛的能量傳遞出去，但對方卻轉過身去找其他人，這股能量會不會回堵？最後會不會影響到她自己？關於乳癌與身心共振的關係，我們在後面的篇章還會再提到。

經絡系統建立中醫的整體觀，也是身心共治的基礎

　　經絡系統串連人體內外、上下，連結內臟與軀體，如將頭與腳、心臟和小指等遠端部位串連在一起，成為一個系統。這不僅建立了中醫特有的整體觀，也是中醫常常「頭痛醫腳」而不是「頭

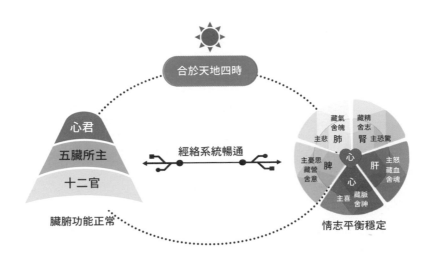

經絡系統暢通，有助於維持身心和諧

痛醫頭」的原因。

正因為經絡系統有其專一性，會連結特定的臟腑和四肢軀幹，因此，當病人在看診過程中提到哪裡痠、哪裡痛，由於痠痛部位都有經絡循行通過，中醫師透過經絡系統，大概就能知道病人的一些病因，或是透過經絡所經的部位，回推是哪一個臟腑出了問題。由此可知，無論是正常生理活動或是生病狀態，經絡系統都是身心共振的連結基礎。

・以雙相情緒障礙症為例

以現代人常見的「雙相情緒障礙症」（舊稱「躁鬱症」）為例，《內經》在胃經的相關疾病中，用以下這段文字描述了類似

的症狀：

病至則惡人與火，聞木聲則惕然而驚，心欲動，獨閉戶塞牖而處。甚則欲上高而歌，棄衣而走，賁嚮腹脹，是為骭厥。

這段文字的前六句，描述病人不喜歡人群、火光和木頭的聲音，害怕被吵，想把門窗全關起來，獨自生活。然而，當他情緒突然高亢起來時，則會想爬到高處唱歌，甚至脫掉衣服亂走。

從這六句可以看出，前四句描述的是鬱症，後兩句描述的是躁症。到了這段的最後兩句，《內經》描述的是病人有腹脹滿、排氣很大聲，小腿骨寒冷等情況。

從這個例子我們就可以理解到，胃經系統的疾病是心理症狀和身體症狀連結在一起的。

・以失眠、胃食道逆流爲例

《傷寒雜病論》也是中醫重要的臨床醫書，其中提到：

凡不大便五六日之久，繞臍痛而煩躁。

意思是病人許多天無法排便，除了肚臍周圍疼痛，還有心情煩躁的狀況，甚至出現神智不清、胡言亂語的現象，這是身體疾病影響了心理。不過，爲什麼便秘會影響心神？

還有，失眠和消化問題，尤其是胃食道逆流，是現代常見的

文明病，而《內經》也早已指出：

胃不和則臥不安。

意思是腸胃功能失調時，也會讓人難以安睡，但為什麼兩個看似獨立的症狀會互相影響？

以上幾個例子，都是因為胃經連結胃和心臟，且循行到頭部，經絡將這些部位和症狀連結成一個系統，互相影響，因而造成胃部疾病透過經絡影響心和頭部，導致煩躁、神智不清，或是失眠。

由此可知，中醫的經絡系統觀很早就告訴我們，身體問題會影響心理，當然心理也會影響身體。如果希望加強自我保健，不假外求，中醫理論早已提供寶貴的指引了。

本章重點回顧

◎古人長壽之道：

　　1.配合自然規律：法於陰陽＋和於術數，可與天地相應，養神養氣。

　　2.建立生活規律：食飲有節＋起居有常＋不妄作勞。

◎配合春生、夏長、秋收、冬藏的變化特質，養生重點有二：

　　1. 配合陽光與氣候寒熱，調整入睡與起床時間。

　　2. 配合四季的生、長、收、藏的特性，調整身體的活動。

◎《內經》的養生觀有三大重點：

　　1. 順應天地四時變化，與天地和諧共處。

　　2. 預防外邪侵襲身體，平日也慎用身體，不要損傷。

　　3. 適當表達情緒，不要過極，安居樂業。

◎情志管理就是身心共振結構的基礎，其管理分為四個層級：

　　1. 最高層級：心君統領所有神志，將身與心連成一體。

　　2. 第二層級：由五臟協助心君，管理五志七情。

　　3. 第三層級：五臟和六腑共分十二官，維持身心平衡。

　　4. 第四層級：透過經絡系統，連結人體的內臟與肢節，將全身串連成一個身心共振的有機體。

第二章
十二經絡人格特質（上）：
總論、火形人與金形人

十二經絡身為情志管理系統之一，
當然也承接了所屬臟腑的情志特質，
並且在循行部位反映出心理感受。

事實上，
我們每天都會應用到十二經絡人格特質，
只是沒有意識到這一點而已，
因為經絡系統會將所屬的臟腑情志特質，
表現在經絡循行的部位。

由於先天後天環境、
教育與人生際遇等因素，
我們的某些經絡人格特質會特別持續強化，
形成人格偏頗現象，
相對的，某些經絡人格特質則會變得偏弱，
甚至隱而不見，但不會消失。

透過經絡系統，掌握身心共振狀態

十二經絡系統連結內臟與四肢關節，位於情志管理的第四層級，是唯一能將身體內臟狀況呈現在身體外在的系統，這是中醫了解人體很特別的途徑，也是「身心共振」的連結基礎。

表裡臟腑及表裡經的關係

中醫常說的「臟腑」，主要指五臟、六腑，但實際工作者應是五臟五腑。人體主要生理功能包括呼吸、心跳、消化、泌尿、生殖等，由肝、心、脾、肺、腎等五臟統理，這些任務相當繁重，需要幫手協力，因此分配胃、大腸、小腸、膽、膀胱等五腑來和五臟合作。

五臟位於身體較深層部位，**五臟經絡**分布在身體的「陰面」（裡面）。**五腑**位於較淺層，**五腑經絡**分布在身體的「陽面」（表面）。五臟和五腑存在特有的一對一「**表裡關係**」，也就是肝—膽，心—小腸，脾—胃，肺—大腸，腎—膀胱，這五組臟腑稱爲「**表裡臟腑**」，它們所屬的經絡就稱爲「**表裡經**」。

右頁透過圖表，說明表裡臟腑與表裡經的關係。

【十二經絡系統分布規律】

十二經絡首先分爲**手經**、**足經**，各六條。

以身體陰面（裡面）、陽面（表面）區分，又可分爲**陰經**、**陽經**，各六條。人體是3D立體結構，因此每個陰面和陽面都可再各分出**前線**、**中線**、**後線**三條。

人體經絡分配以臟爲主，腑爲輔。心和肺位於胸部，鄰近上肢，因此**手經**以心、肺兩經爲主。心包經是心的護衛，大腸、小腸和三焦等三條陽經，都是相表裡關係的配合者。

脾肝腎三臟位於腹部，鄰近下肢，因此**足經**以脾肝腎三經爲主，表裡經是胃經、膽經和膀胱經，這三條陽經是配合者。

下表是十二經絡的分布位置及其連結的臟腑。

	手經		足經	
	分布位置	連結臟腑	分布位置	連結臟腑
陰經 陰面	前線： 肺臟－太陰經	屬肺臟，絡大腸	前線： 脾臟－太陰經	屬脾臟，絡胃腑
	中線： 心包－厥陰經	屬心包，絡三焦	中線： 肝臟－厥陰經	屬肝臟，絡膽腑
	後線： 心臟－少陰經	屬心臟，絡小腸	後線： 腎臟－少陰經	屬腎臟，絡膀胱
陽經 陽面	前線： 大腸－陽明經	屬大腸，絡肺臟	前線： 胃腑－陽明經	屬胃腑，絡脾臟
	中線： 三焦－少陽經	屬三焦，絡心包	中線： 膽腑－少陽經	屬膽腑，絡肝臟
	後線： 小腸－太陽經	屬小腸，絡心臟	後線： 膀胱－太陽經	屬膀胱，絡腎臟

爲了簡要說明經絡循行分布，本書採取綜合經脈、經別、絡脈與經筋四大系統方式來討論。

表裡臟腑及表裡經，無論在功能上或結構上的關係都非常密切[2]，唯獨**情志仍歸五臟管理**。

五形人：結合臟腑、經絡特性，展現身心特質

上一章介紹過五臟與五行的搭配，在《內經》一書中，還更進一步依據人的長相及特質，將人分成**木形**、**火形**、**土形**、**金形**、**水形**等五形，並且將臟腑特性與五形人的人格特質相互結合，透過這樣的對照搭配，更能展現身心特質。

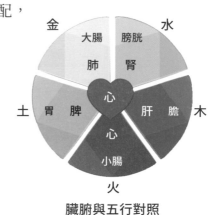

臟腑與五行對照

<u>經絡系統建立**人體結構觀**</u>

經絡系統為身體建立的另一個重要系統是「結構系統」。十二經絡連結內臟與四肢關節，因此身體內在的臟腑功能、氣血陰陽狀態，就與身體的外在結構，連結成共同的系統。

每一條經絡系統所通過的身體部位，都會反映出相關連的內臟狀態，外在結構因而成為內臟狀態的投射。

也由於經絡系統所連結的臟腑和循行部位都有專一性，藉由觀察身體結構，就能「順藤摸瓜」，瞭解內臟功能，這種身體內

---

2 關於表裡臟腑、表裡經的關係，可參閱《經絡解密》卷一——經絡啟航，頁72~80。

在狀態透過經絡系統必然表現在身體外部的「有諸內必形諸外」情況，中醫稱爲「由外知內」，這是中醫特有的人體結構觀。

所謂的「外」，主要指外在的身體，「內」則指內在的臟腑。

這個「由外知內」的概念，也許很多婆婆媽媽很能理解。我們在傳統市場常見婆婆媽媽透過觀察柳橙蒂頭、西瓜紋路，加上掂掂橘子重量、拍拍西瓜聽聲音等方法來挑選好吃的水果。還有，相由心生，有些會看相的專家，也能透過觀察面相來了解一個人的過去與未來，他們應用的都是「由外知內」的思路。

經絡系統建立十二種身心人格——經絡人格特質

十二經絡身爲情志管理系統之一，當然也承接了所屬臟腑的情志特質，並且在循行部位反映了心理感受。

事實上，我們每天都會應用到十二經絡人格特質，只是沒有意識到這一點而已，因爲**經絡系統會將所屬的臟腑情志特質，表現在經絡循行的部位**。

例如，宋朝大將岳飛的「怒髮衝冠」，就是由肝經主演的戲碼。肝臟主管憤怒情緒，肝經循行從足大趾一路往上行，經過脅肋，穿過咽喉，連結眼睛，再走到額頭，與督脈在頭頂會合。

忠君愛國的岳飛，爲君國安危而暴怒，這股怒氣循著肝經向上，衝到頭頂，頭髮爲之豎起，「怒髮衝冠」合情合理呀！

再舉另一個例子：現代人說「眼睛爲靈魂之窗」，中醫說「目爲心之使」，眼睛是心的使者，兩種說法實爲異曲同工。

心經連結心臟和眼睛，傳遞心的感受到眼睛，眼睛會透露心

裡真正的想法，心一旦被蒙蔽，眼睛所看到的也會有落差。我常笑說戀愛中的人「心瞎眼也瞎」，或是我們常聽到的「情人眼中出西施」，都是這個道理。

經絡系統是掌握身心共振的利器

由於經絡系統建立了人體結構，以及經絡人格，許多心理問題因而會透過身體而呈現出來。

例如，上一章提到的那位罹患乳癌、鎖上心門的母親，她對外關閉，避而不談婚姻問題，對內也關閉，不承認乳癌對她有影響。

然而，她的失眠，就是從隱藏在乳癌背後的情志問題延伸而來的。她鎖上心門，除了影響乳房健康，還影響到身體的其他部位。

臨床上經常見到病人的心理問題以身體問題呈現，而身體問題往往也夾雜心理問題。

如果能掌握經絡系統，就能找出身心共振的問題，所以經絡系統就成為掌握身心共振的利器。

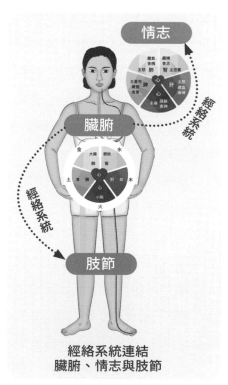

經絡系統連結
臟腑、情志與肢節

十二經絡系統連結臟腑、情志和肢節，形成每個經絡專屬的人格特質，每個人身上都有十二經絡系統，所以每個人也都擁有所有經絡的人格特性。

經絡人格的常與變

十二經絡的十二種人格特質同時並存，在正常情況下，彼此維持平衡，但也會因應不同的情境，由適合的經絡人格特質出來承擔。

身處現代社會，每個人都具有多重身分，例如，一位中年男性既是孩子的父親，也是年長父母的兒子、姊妹的兄弟、太太的丈夫、辦公室的主管、慈善團體的義工、球隊的球友……等。

由於這些多重身分，當他面對不同的人事物時，就需要有不同的相處方式，如對年長父母孝順，對太太溫柔體貼，對孩子慈祥關懷，對部屬要求進度和績效，對供應商要求價格、品質和交貨期……等。

這些應對方式都會連結不同的經絡人格，如果應用得當，一切安好，但若運用失靈，例如：以對待年長父母的方式面對不講理的鄰居；以對待供應商的態度，要求太太控制家庭預算、購物要物超所值；以對待同事的方式要求孩子讀書要掌握進度、成績持續進步，<u>誤用</u>經絡人格特質會造成人際關係的災難。

經絡人格特質會因應情境而改變，但不會消失

在面對緊急情境時，我們也會<u>短暫</u>呈現某種經絡人格特質，

等事過境遷後自能恢復。例如，平日溫柔的母親，在面對可能會傷害孩子的歹徒時，為母則強，這時，肝主怒，這位母親的肝經發揮將軍之官的特質，讓她高聲怒罵斥責對方。等對方知難而退後，她又會回復平日的溫柔。

在真實生活中，我們會因為先天後天環境、教育與人生際遇等因素，尤其是在面對嚴峻的情勢、壓力及生存挑戰時，某些經絡人格特質會特別**持續**強化，形成人格偏頗現象，相對的，某些經絡人格特質則會變得偏弱，甚至隱而不見，但不會消失。

接下來，我們將依據臟腑功能、主管的情志和經絡循行部位，分別以火形人、金形人、土形人、木形人、水形人、協力配合者六個小節，來介紹正常情況下的十二經絡人格特質，再說明身心失衡時會出現的被強化的經絡人格，希望幫助大家掌握這些經絡特質，更全面瞭解自己身心之間的相互影響，進一步理解身心與疾病之間的關係。

為了方便介紹經絡特性，經絡循行部位會採用分區介紹，而不是按照原有的路線說明。

火形人：
心經、小腸經的經絡人格特質

火形人的特質

《內經》是這樣描述火形人的：

> 其為人，赤色廣䏖，銳面小頭，好肩背髀腹，小手足，行安
> 地，疾心，行搖，肩背肉滿。

火屬紅色，火形人的膚色紅，頭小，臉型尖，背脊肌肉寬
厚，肩背腰腹大腿發育勻稱，但手腳較小。整體來看，他的頭面
四肢較小，軀幹較為厚實。火的另一個特性是急促且變化快：

> 有氣輕財，少信，多慮，見事明，好顏，急心，不壽暴死。

所以火形人的個性急，走路快，俗稱走路有風。心為君主
之官，有氣魄，而且不重錢，但個性很善變，常讓人覺得沒有信

用，在職場上從部屬的角度來看主管，應常有類似感覺吧！這種火燒屁股般急性子的人絕非長壽之象，因爲他不斷急促的用「火」來燃燒生命。

　　與火形人相對應的，是**手少陰心經**跟**手太陽小腸經**。這兩條經絡互相連結心臟與小腸，都屬於手經，分布在手臂陰面／陽面的後線。

（一）心經的經絡人格特質

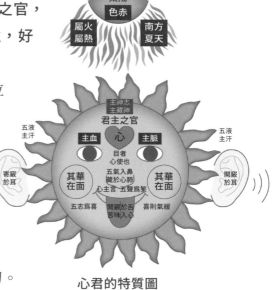

心君的特質圖

　　心經的經絡人格特質爲：君主之官，如太陽般的熱情，以及外顯的父性，好控制，享樂主義者。

　　心爲君主之官，天生貴氣，位高權重，五行屬火，其特質如右圖所示。

　　依據天人相應法則，心是人體的太陽，也具有如太陽般的屬性，如：高高在上，發出光與熱，日升日落不斷變化（地球圍繞太陽轉動），掌控一切。

心經的火形特質之一：火性炎上，面紅，小頭銳面

　　心經經絡特質強的人是標準的火形人，火爲紅色，因此其

面色及膚色都偏紅。

火向上燃燒，形態偏於瘦長，面部比較尖，前額是心臟功能反應區。

心經的火形特質之二：慷慨，性急多變，陽剛與父性

心經人具有陽光特質，普照天地，慷慨助人，手足溫暖，個性熱情。此外，火性爆裂，因此較急躁，甚至容易衝動。由於火燃燒時形態持續變化，因此其思想多變，腦袋靈活，但也容易見異思遷。

在太陽系中，太陽唯我獨尊，加上陽光明亮凸顯，因而心經的經絡人格特質屬於陽剛與父性，自我中心，外向愛現，好大喜功，彰顯自己的存在，有時還相當自戀，舞台上的超級明星多屬此型。

需要舞台和掌聲

心開竅於舌，心經特質強的人，擅於掌控情勢和話語權，喜發號施令，常是團體中的領導人物。

他們享受燈光與喝采，希望自己是舞台上永遠的明星。如果有一天必須從舞台退下來時，心情會很失落。這現象常見於在職場上很風光、退休後歸於寂靜的人。

如果身邊有人有這樣的情況，不妨建議他：與其在家自怨自艾，不如善用職場累積的能力去開創第二春，重新站上舞台，因為心經人格特質強的人，需要舞台和掌聲。

國文課本曾出現過「小頭銳面」一詞，指出頭小臉尖的人個性刁頑刻薄，善於鑽營。不過這個解釋並不適用於心經人，因為他們如同陽光般發散，普照大地，雖然愛現又自我中心，但不小氣、不自私，樂於付出助人，而且明人不做暗事，光明磊落，個性爽朗明快，言語直白，或許也可用西方星象學的「獅子座」特質來比擬。

心臟功能之一：主血主脈，重視陽氣與愛的能量

　　君主之官的功能之一是主血主脈，因此心臟掌握了珍貴的資源。心臟位於胸中，中醫稱胸部是「心肺的宮城」，如果心臟有病或心神不安時，常出現胸悶的情況。

　　我們常說「心臟很大顆」，意思是心臟勇健，禁得起各類挑戰，而握有珍貴資源的心經人更是心胸開闊，視野格局高，具容人雅量，不拘小節，這些也都是領導人必備的特質。

　　正因為心臟對應太陽的特質，又是君主之官，造就了中醫重視人體陽氣的理論。

　　例如所有的液體都有「得溫則行，得寒則凝」特性，血液也是液體，陽氣能推動血液循環，而心主血液，因此，護好陽氣就是保護心臟。

　　中醫師常提醒大家要注意保暖防寒、少吃冰飲，目的都是為了護心。擁有溫暖的心才能開放自己、展現出愛的能量，千萬不要讓自己變成冰雪公主喔！

心部於表——身體與心理的免疫力

2020年出現了新冠肺炎，人人聞之色變，生命與財產都受到影響。很多人都認為免疫力來自於肺，其實不然。《內經》說「心部於表」，意思是我們身體表層皮膚的神經、血管、毛細孔……等，都歸心所管。

心臟有「出」與「入」的雙向功能：

・出：將血液從心臟輸送到全身。

・入：因為心主神志，能收集全身感受回歸心臟，身體的感受器歸心所管。

這就像古代君王雖居於深宮，但會派很多尖兵在各處收集民間疾苦與敵情，以便擬定國家政策和防禦外敵。同理，心臟所管的血液循環與身體感受不僅存在身體裡面，也必須分布在身體表面，不然我們如何感知溫度變化？如何知道擁擠的車上有人碰觸到我們的手臂？

還有，當細菌病毒入侵，身體會先出現畏寒出汗等症狀，這都是身體表層受到刺激之後的反應。細菌病毒對於身體而言是敵軍，當它們開始從呼吸道、皮膚、粘膜等身體表層侵襲時，心君馬上接獲情資，立刻啟動相關措施。

當心臟夠強的時候，身體與心理的免疫力才會強。

各種有形、無形的感受，由心調動臟腑來因應

我們對於外界各種有形與無形的感受，都歸心所管，唯有心

才有能力調動五臟六腑去因應。

《內經》強調「主明則下安」，因爲心必須時時面對來自於自身和外界的各種挑戰與困境，唯有保持清明的心，才能安然度過，對於環境的威脅或他人的閒言閒語，也才能心理免疫，安住自在，不受影響。

心臟功能之二：主神志與主喜，急躁善變，勇敢激勵

中文常用「心＋情」來表達感受，如心情很好等。心管情志有兩個層次：

・主神志：

心統管所有情志，所有情志都會向心回報情況，心君必須有所作爲，以維持五志七情功能正常，以及彼此間的和諧。心很像一個翹翹板，時時刻刻都在微調平衡。

・主喜：

當情志達到和諧時，一股歡喜之情會從心底升起，所以心主喜是一個圓滿境界，這個境界由心所主管，也由心來呈現。例如我們常說人逢喜事精神爽、兩眼有神、笑口常開、言語有力、身手靈活等。

另一方面，心屬火，火氣過旺則個性很急，沒有耐心，容易煩躁，面容凶惡，口出惡言，這是心經人的致命傷之一，千萬要小心。

每個人都具有心君特質，無論大人物或小人物，都有自己的尊嚴，也期望被看見、受尊重，也編撰著自己的生命故事，擔任編劇、導演和主角，自己人生的喜樂苦痛都由心來掌握。

面對變化，心是維持穩定的天平

　　許多人都擔心「變心」這件事，無奈變心是必然的。

　　火形多變，世事萬物也持續變化，時間不停歇，生命也不可能停滯不變，每個人都會面對生老病死，身體和心情跟著變化，「變」是萬物不變的道理，而心是維持身心穩定的天平。

　　唯有具備變化的特質才能因應變化。

　　心具有陽光與熱情特質，激勵我們勇敢迎向挑戰，轉動心念就能轉變人生。例如，有人經歷親人離世的創傷，但沒有窩在家裡暗自哭泣，而是化小愛為大愛，參與慈善工作、照護老幼，最後反而從悲傷中走出來。

心戰三部曲

　　心經人個性驕傲不服輸，使用激將法最為有用。醫師常常使用「心戰三部曲」來激起重症病人奮戰的決心：

　　第一部曲：「你有沒有想要變好？」

　　如果沒有想要變好，或者是被家人逼來看病，就不必治了。

　　如果想要變好，那麼就進入第二部曲：「你相不相信自己可以變好？」

　　如果不相信，那也沒什麼好努力了。

如果相信可以變好，接著進入第三部曲：「那就做一些會讓自己變好的事情。」

唯有激起病人求生意志，願意與家人和醫師努力，才有機會度過難關。

吸引力法則：用正念引發正向能量

人的心念就像電波，投射出去會吸引同性質的電波，這就是吸引力法則。前文介紹過，我們都有一顆「初發心」，能向宇宙發出呼求，讓正念得以發揮，還能吸引正向能量。

我很喜歡《牧羊少年奇幻之旅》[3]書中提到的幾段話：

地球上的萬事萬物一直在變遷改變，因為地球是活的……地球也有心。我們都是這個心的一部份。

當你真心渴望某樣東西時，全宇宙都會聯合起來幫助你完成。

禱告或祈求都有有效的吸引力，但要留意必須正向思考。長年暢銷書《祕密》[4]提到，心想事成的重點在於採用吸引力法則，而且要聚焦在正面景象，千萬不要是負面情緒。

臨床上每當我聽到病人說：「我覺得我快要中風了。」我都會趕緊提醒不要發出此念頭，因為宇宙聽到我們的呼求時，只會

---

3 《牧羊少年奇幻之旅》(*The Alchemist*)，保羅・科爾賀 (Paulo Coelho) 著，時報文化出版。
4 《祕密》(*The Secret*)，朗達・拜恩 (Rhonda Byrne) 著，方智出版。

聽到關鍵字「中風」，恐怕會「噩夢成眞」，最好是說：「我期望自己健康。」或「我會健康。」

中醫的心統轄現代的腦

中醫講的心也跟腦部有關，尤其是腦部的記憶、感受。（至於腦部的「學習記憶」，則與腎有關）。

當我們有感受、有反應時，都會記憶在腦部，類似前面提到的「意志思慮」。長期累積之後，心會爲這些記憶貼上各類標籤，如喜歡、生氣、悲傷……等，不僅與情志建立連結關係，身體也會跟著反應。

例如情人分手後，聽到過去戀愛時的歌曲會感到痛苦、心情低落、胸口悶痛、心跳不順，這就是情緒與身體的共振。

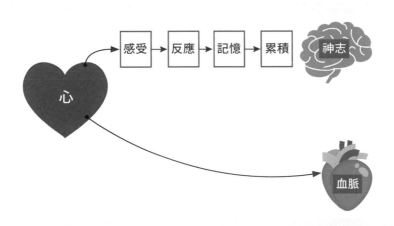

心會爲累積的感受、記憶貼上標籤，與情志建立連結

然而，心臟是否只是個泵血的器官？國外有好幾個換心案例，接受移植者後來的習性和飲食偏好竟然跟捐心臟的人一樣。或許，心臟也有記憶。現在研究也發現，歷經重大情緒創傷時，心臟及肌肉神經也會損傷，身心同時都生病。

重大創傷，導致身心共病

創傷後壓力症候群（PTSD）是典型的身心共振疾病。此病是遭逢重大變故創傷事件之後，出現一系列嚴重的身心疾患，例如心理上過度警覺、易受驚嚇、逃避麻木、和反覆作夢體驗創傷，身體會出現失眠、胸悶、頭痛、注意力難集中……等。

2018年10月，普悠瑪列車在宜蘭脫軌翻車，造成二百多人死傷，其中許多都是台東人，因此我們在台東舉辦七個月的中醫義診，還有芳療師和推拿師一起參與。

記得第一天義診時，幾乎所有病人都非常恐慌，無論男女老幼，胸悶、心悸、手抖、失眠，重複作翻車的夢，甚至尖叫醒來，吃不下飯，無法思考，莫名想哭，焦慮，頭痛等等。

其中有一位女病患帶著全家人參加公司旅遊，搭上這班列車，幸運的是家人只受到輕傷。

看診時，醫師檢查她受傷的手指，輕輕說聲：「你辛苦了！」她當場淚流滿面哭泣，把事故之後一直隱忍的傷痛與懊悔，全部化為眼淚發洩出來。

義診現場除了身體治療之外，還提供音樂、精油，再加上志工的撫慰，身心共治。值得欣慰的是，歷經七個月義診之後，多

數病人都能恢復日常生活，唯獨不願意再搭火車。

心臟功能之三：相由心生，其華在面

俗語說「相由心生」，尤其是指面相。心經系統循行到整個面部，中醫說心其華在面，因爲面部是心臟與心神的展示場，無論面部氣色、表情，還有五官功能，都由心掌控。

心爲何要主管面部？這就要從人類演化說起。

當人類開始以雙足站立時，面部五官功能變得非常重要，因爲眼睛要看得夠遠，耳朵要能聽到野獸的聲音，鼻子要能聞到味道，喉嚨要能發出聲音，這些功能保證人類在野外生活及狩獵時，得以存活並獲得食物。

隨著社會化的進展，人們以臉相見，面部表情、眼神交流、互相寒暄等，都成爲維持人際關係的要務，而心是社交的主角，「交心」與否非常重要。

言語和眼睛是傳達心意的窗口

中醫非常貼近生活，俗語說「病從口入」——脾管嘴唇，又說「禍從口出」——心管舌頭。

愛掌控的心君最擅長交辦屬下事情，也熱愛人際交往，杯觥交錯之際，言語更需謹慎，最好是舌粲蓮花，所以中醫說心主言語，當然要開竅於舌，以便約束三寸不爛之舌，心經人的口才都不錯，也很愛說話。

言語雖是心念的表達，由不由衷不敢保證，但眼睛就難以說

謊了。眼睛是靈魂之窗，中醫也說「目為心之使」，所以說謊的人眼神會飄忽。眼睛既是洩漏心思的窗口，也是將所見資料傳給心的入口。因此心經人的眼睛通常較圓，炯炯有神，觀察力好。

僵化的心念會侷限視野

「目為心之使」也有缺點，因為心會記憶感受，常會以過去的經驗來看待和判斷事情，嚴重者心念僵化，總以同一個角度看事情，我稱之為「戴著有色眼鏡」。

例如，心裡煩躁的人，無論看什麼人事物都不順眼、不對勁，也很難取悅，因為他已經掉入「有色眼鏡」陷阱中。一旦有此自覺時，趕緊取下有色眼鏡，拋棄刻板印象，轉動僵化的心念，使之歸零，善待自己，就能看到多元豐富的世界。

身為君主，當然要傾聽他人的建言，因此心也兼管耳朵。心經強的人會聽出話語中的實相，心經弱的人耳根子軟，喜歡聽阿諛好話，最容易被推銷買東西。

前面提到的「相由心生」雖是老生常談，但絕對有道理。面容是心的鏡子，心變，面相也跟著變。

心經分布於臉部，心又主喜。我常說，展露笑容就是做面部按摩，超級有效。有人問：「笑不出來怎麼辦？」很簡單，先從咧嘴假笑開始吧！時間久了，假笑也會變成真笑。

〖診間小故事〗內心被拉扯、撕裂的母親

一位年長女性因嚴重失眠就診。家屬代述病人因無法承受

來自丈夫的情緒壓力而難以入睡，長期服用身心科藥物，藥量持續增加，整個人昏沉，全身無力，依舊沒有睡意。

病人躺在治療床時，動也不動，面無表情，眼神呆滯，沉默寡言，偶爾回應問話時，聲音沙啞，斷續無力，詞不達意。

經過幾次治療，她的面部開始有表情，有時還會笑，眼神轉動，應答內容也豐富許多，還能短暫入睡，大家都非常高興。

可惜好景不長，家人的關心，反而讓病人面臨內心的拉扯。原來，丈夫希望她回到身邊，女兒則希望母親另外居住，避開壓力來源。病人因為難以抉擇，就診時又回到初始狀況。

治療結束後，醫師私下向陪媽媽就診的女兒說：「對媽媽來說，手心手背都是肉，再這樣拉扯下去，媽媽的心會被撕裂，身心狀況只會每況愈下！總要有一邊放手。」

女兒聽到這裡，流下眼淚，不知如何是好。醫師建議女兒放手讓媽媽跟爸爸同住，但會開中藥協助減輕媽媽身心狀況。

幸好女兒聽勸，下一次回診又看到會笑的媽媽，其身心狀況也還平穩。

天眞浪漫，長不大的小孩

心經人笑容滿面，眼神清澈，對世界充滿好奇，喜歡以手觸摸事物，拿一個丟一個，小嬰兒的臉龐和雙手正是如此。

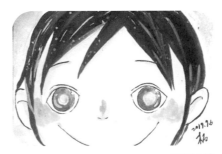

凌阿板_繪

因此，心經人對外喜歡當君王、好面子，內心深處卻是個天真無邪、長不大的孩子，容易受感動，也常吸引母性超強的脾經人來陪伴照顧，以至於會聽到許多太太無奈的說，家裡多一個永遠長不大的小孩。或許大家可以觀察周邊的情人或夫妻關係，看看心經人身邊是否常伴有一位脾經人？

成長後的心經人除了前面提到的特色外，面部表情更為豐富。他們聰明靈活，口才便給，出手闊綽，個性溫暖多情，是個浪漫有趣的好情人，可是個性善變、博愛，加上耳根子軟，常常見異思遷，因而被指責是「花心大蘿蔔」或「濫情」。

不過，當他在外面玩累的時候，會毅然決然地轉頭回家去享受家的溫暖，表示他沒有真的變心，只是愛玩而已，這不正是小朋友的習性嗎？

要跟這樣的人相處，需要高度智慧及忍耐力，給他可控制的善變條件、溫暖的居家空間，時間到了，這隻獅子就會乖乖回家讓你順毛摸摸頭囉！

心經循行路線：胸、腹、面、咽、手臂陰面、手小指

心經循行屬手少陰經，主要連結心臟，以及互為表裡的小腸腑。心經系統分布於與心臟相關的胸廓，下到腹部連結小腸；向上通過咽喉，分布於面部；從胸口經過腋窩，沿著手臂陰面後線，到手小指。心為君王之官，卻連接到手的小指，也是提醒我們要謙卑內斂吧！

心經循行部位最常出現問題的是胸廓、腋窩和小指頭。

心臟血液循環不良的人，胸口會出現暗色斑點和血絲，左手小指容易腫痛，顏色偏暗，兼有瘀點或青筋，刺麻或活動不利。

　　此外，像心肌梗塞這樣嚴重的心臟疾病，其先兆還包括肩背麻和牙齒痛，千萬要小心。[5]

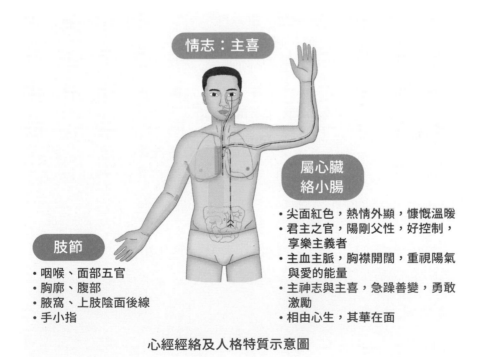

情志：主喜

**屬心臟
絡小腸**

肢節

- 咽喉、面部五官
- 胸廓、腹部
- 腋窩、上肢陰面後線
- 手小指

- 尖面紅色，熱情外顯，慷慨溫暖
- 君主之官，陽剛父性，好控制，享樂主義者
- 主血主脈，胸襟開闊，重視陽氣與愛的能量
- 主神志與主喜，急躁善變，勇敢激勵
- 相由心生，其華在面

心經經絡及人格特質示意圖

5　詳細內容可參閱《經絡解密》卷一──肺經，以及《中醫護好心》。

（二）小腸經的經絡人格特質

小腸經的經絡人格特質為：外剛內柔的俠女，悲智雙運。

小腸經的火形特質：心君的護衛軍

小腸經是心經的表裡經，偏女性特質，個性比心君溫和，不慍不火，但仍有火形人的外向爽朗，喜歡運動。

從外表來看，常有大眼睛、高顴骨，尖面秀氣，鵝蛋臉，額頭高，膚色紅潤。火性擺動，因此小腸經特質強的人身形柔媚，適合舞蹈，很多舞蹈家都有這種形態。

小腸是心的禁衛軍，所作所為都是為了保護君主之官，例如君主非常好奇好動，身手矯健的小腸經提供心臟周圍部位的防護；心君心思多變，耳根子軟，小腸以理性分析來協助君王做出正確決策。

小腸經既有好身手，又有好頭腦，悲智雙運，循行分布到面部，增添美麗風采，成為外剛內柔的俠女，最經典人物就是女扮男裝、保家衛國的花木蘭，所以我稱小腸經為「木蘭經」。

小腸功能之一：泌別清濁，會思考的腹腦

小腸主要負責食物營養的吸收，但近年研究發現，腹部也有類似頭腦的組織和功能，稱為「腹腦」。其實《內經》早有此概念：

> 小腸者，受盛之官，化物出焉。

小腸承接來自於胃的食糜，進行消化，吸收營養。因其平均長度約6～7公尺，可讓食物在這裡充分消化吸收，也讓小腸有充足時間思考兩件事：

　　1. 鑑別和處理身體需要的營養和不需要的糟粕。

　　2. 將營養交給脾運送，將糟粕向下輸送到大腸和膀胱，以排出體外。

　　中醫稱這項功能為「泌別清濁」。有人說小腸是會思考的營養師，非常精準。會思考的小腸，是「腹腦」的重要成員。

兼具理性與感性，和心經特質巧妙平衡

　　聰明且理性的小腸經人善於收集資料、分析與鑑別，是很好的幕僚，也是專業的研究人員，當臨床醫師也不錯。

　　相對於有時會因熱情而過度衝動的心，理智的小腸常常扮演煞車的角色，讓溫暖慈悲的心也有智慧，不會過於濫情。

　　小腸是「受盛之官」，不僅能受納包容，也因為腸道中總是充滿著各類食物，宛如「聚餐」時的豐盈與飽滿感，因此，小腸經特質強的人不會貪心，非常願意與人分享。

　　「泌別清濁」是理性分析特質，「受納包容」與分享，是感性的溫柔特質，小腸經人可說是理性與感性兼具。

　　至於「化物出焉」，則來自於小腸很長，食物需要排隊等待消化和泌別清濁，因此小腸經人善於忍耐以等候時機，這個特質正好可以平衡心君風風火火的急躁個性。

小腸功能之二：肩脈護心，分布於面，外剛內柔

　　小腸經是君王直屬的禁衛軍，全方位貼身保護心臟，防止外來傷害。心臟的前方與側面有強壯的肋骨保護，心臟後面的肩部，以及上背部的肩胛骨，則由小腸經負責，所以小腸經又稱爲「肩脈」。

　　臨床上常遇到許多病人肩胛骨僵硬，甚至肩膀往上提，進而擠壓到胸口，其原因大致有兩種：

　　1. 用心過度而勞累，小腸經也陪著硬撐：常見於上班族。我常形容他們肩胛骨僵硬、肩膀上提的情況就像翅膀硬了，可惜不能飛！

　　2. 小腸經防衛過度：例如受到不公平待遇，心裡受傷卻又不能表現出來，通常是家裡出現人際關係不佳的情況，因此肩胛骨只好承擔起護心的角色。

頭腦清楚，有正義感，也樂於分享

　　心經分布在面部，管理五官的細膩感覺，小腸經也來到面部，著重眼睛、耳朵，以協助心經在面部的功能。

　　此外，小腸經也走到顴骨這一區。顴骨是面部最突出的骨頭，決定了面形，因此小腸經人也相當在乎自己的容貌。他們五官秀氣中帶有立體線條，屬於有個性的美女。

　　「顴」也是「權」，面相學認爲顴骨高的人權力慾重，小腸經爲心經呈現了對於權力的想望。

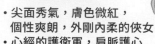

人格：外剛內柔，悲智雙運

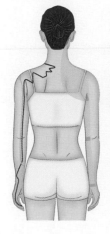

肢節

- 面部五官
- 頸肩和肩胛骨
- 腹部、胸廓
- 腋窩後方
- 上肢陽面後線
- 手小指

屬小腸絡心臟

- 尖面秀氣，膚色微紅，個性爽朗，外剛內柔的俠女
- 心經的護衛軍，肩脈護心
- 受盛之官，化物出焉，悲智雙運
- 泌別清濁，會思考的腹腦

小腸經經絡及人格特質示意圖

　　小腸經爲了保護心經，其經絡主要分布在心經周圍，例如分布在俗稱「手刀」的手臂外側，這是武術常用來防衛的部位。另外，小腸經還繞到耳朵後面的軟骨，控制頭部轉動，提高警覺能力。這些都是爲了保護心君，也因此小腸經人的身手矯健，反應快速。

　　小腸經人就像外剛內柔的俠女，個性爽朗，不拖泥帶水，也不會濫情。他們沉穩不急躁，靜候良機。他們頭腦清楚，明辨是

非，有正義感。他們願承擔責任，會保護弱者，也樂於分享。身邊若能有這種朋友或家人，應該是多世修來的福氣吧！

小腸經循行路線：胸腹、面部、手臂陽面、小指

小腸經屬手太陽經，主要連結小腸腑，及互為表裡的心臟。

小腸經系統分布於小腸所在的腹部，以及心臟所在的胸廓，在背部則覆蓋肩胛骨及肩部；向下分布於腋窩後方，沿手臂陽面後線，到手小指。

在手的小指有兩條經絡通過，陰面是心經，陽面是小腸經，小腸經緊緊貼著心經。

小腸經循行部位最常出現問題之處是在腹部，因為小腸很長，分布面廣，腹部及下腹部都是它的反應區。其次還有手臂外側的手刀、腋窩後方、肩胛骨、耳朵後面及顴骨。

小腸經身為「肩脈」，肩胛骨是小腸經獨有的部位，左側肩胛骨前面就是心臟，所以左肩膀和肩胛骨是心臟疾病反應區。[6]

---

6 詳細內容請參閱《經絡解密》卷五——小腸經。

金形人：
肺經、大腸經的經絡人格特質

金形人的特質

《內經》是這樣描述金形人的：

其為人，方面，白色，小頭，小肩背，小腹，小手足，如骨發踵外，骨輕。

面部有稜角，較為方正，皮膚色白，就是金屬的型態與顏色。此外，肺主收斂，所以體型比較秀氣，如小頭、小肩背、小腹，小手足，骨輕等，骨架比較內收嬌小。

《內經》還說：

急心、靜悍，善為吏。

金型人當官不錯，其為人像金屬一樣清廉剛正，所以千萬不

要想去賄賂他。

　　與金形人相對應的是**手太陰肺經**跟**手陽明大腸經**。這兩條經絡互相連結肺臟與大腸，都屬手經，分布在手臂陰／陽面前線。

（一）肺經的經絡人格特質

　　肺經的經絡人格特質為：完美主義，喜被呵護的公主，情志主悲。

肺經的金形特質之一：方面色白，完美主義

　　肺經是血統純正的金形人。光亮的金屬不喜異物沾黏，基本上是個有潔癖的人，自命清高。加上金屬質地剛直，因此肺經的經絡人格特質包括俗稱的「不沾鍋」，以及完美主義，或可比擬為西方星象學的「處女座」特質。

　　肺經的特質的外在呈現包括：皮膚白皙，五官線條較立體，講話輕聲細語，有時上氣跟下氣接不太順。由於五行生剋關係中的「火剋金」，所以肺經人不喜歡戶外活動，尤其是會曬到太陽的活動，通常都會努力防曬。

　　此外，他們頸部氣管較細長，肩胸較窄，整體來講，較纖細骨感，有點弱不禁風，手腳偏冷，很多現代女性都屬於這一型。

肺經的金形特質之二：個性剛直決絕

　　肺經人會因應時勢而可強可弱，其外表雖柔弱，必要時可以

化為小鳥依人，也可以非常堅毅。其個性像金屬一樣較剛直，有時連說話都直截了當，不會拐彎抹角，即使是柔弱女子，一旦下定決心就不輕易改變，跟伴侶談分手也不再回頭。

脾臟屬土，個性較猶豫不決，可能會因為心軟而再給對方一次機會。肺臟則不同，具有斬釘截鐵的金形特質，加上肺經是十二經絡之首，充滿切斷前緣、重啟人生的勇氣。

肺臟功能之一：相傳之官，主管呼吸氣機與一身之表

肺臟為「相傳之官」，也就是一人之下、萬人之上、輔佐君王的宰相，位高權重，與心君同居於胸中，主管與生命相關的呼吸功能，當然也包括全身的氣。

中醫說「氣行則血行」。心臟主血脈，肺臟幫助心臟推動全身血液循環，因為這項職能，肺經特質強的人有種優越感，為人處世習慣動口指揮，鮮少親自動手，如果出現在女性，就容易有「公主」傾向，喜歡指使別人為其服務。

建立對外防禦系統，也容易受外在評價影響

肺透過呼吸與外界直接接觸，必須建立對外的防禦系統，因此中醫說「肺主一身之表」，類似於現代的免疫力與防護力。

五臟分工管理面部的所有官竅，鼻子是主要的呼吸器官，接觸外界空氣，所以肺開竅於鼻，也就是肺主管鼻子的功能，也因此，肺經人的呼吸道通常比較脆弱，容易鼻子過敏或咳嗽。

肺主一身之表，人體最外層的皮膚、汗毛可抵禦各種外在細

菌、病毒，或中醫說的風寒暑濕燥火等邪氣，自然也歸肺管理。

這項能力如果反映在人格上，可以發現肺經人很在乎自己的外在形象，以及別人的評價。他們的個性敏感，甚至有點神經質傾向，許多文學家、藝術家都有此特質。

此外，肺還協助腎完成身體的水液代謝，只要功能正常，皮膚就滋潤光滑，反之則皮膚乾燥粗糙。我們常會聽到肺積水、肺水腫，這都表示肺參與的水液代謝功能已失常。

肺臟功能之二：肺為嬌臟，害怕失寵

肺臟型態粉嫩，中醫說「肺為嬌臟」，除了有「公主」傾向外，還喜歡撒嬌、被呵護、受關注。

對肺經人來說，最難過的關卡就是因為失去關愛的眼神而「失寵」。這是我從肺腺癌病人身上學到的經驗。

當他已習慣眾人關愛的眼神都集中在自己身上，如果哪一天，無論是感情上或事業上的，一旦他最在乎的那個專注眼神轉移到其他人身上，隨失寵而來的失落感會嚴重打擊肺。

大家可能不了解肺臟與寵愛的關連，但當我們在臨床上詢問出許多肺腺癌病人的失寵經歷時，多數都非常驚訝。當然，也有部分病人因為在意面子問題，不承認曾有失寵之事。

肺的情志主悲

肺本性敏感，加上屬秋，主管悲傷情志，個性多愁善感，若悲傷過度會陷入憂鬱難以自拔。

肺經人的代表人物是《紅樓夢》裡的林黛玉。她完全符合其特質：白富美的嬌嬌女，具公主特質，原本就患有肺病，加上自我中心，喜被呵護，追求完美，希望得到全心全意的對待，卻因無法忍受賈寶玉的花心，整日哀傷悲哭不已，導致肺病加重咳血，最後香消玉殞。

〖診間小故事〗以情治情，以火剋金

有位患者是六十餘歲的男性，參加活動時心臟疾病突發，及時送西醫搶救後，心臟疾病得以控制，但身體仍然非常衰弱，四肢無力，難以行走，家人期望中醫能有所幫助。

這位男病友身形瘦弱，說話無力，而且斷斷續續。醫師給予針灸治療時，他不斷哀嚎，全身蜷縮在一起，即使醫師停下針不再治療，病人依舊哀叫不斷。

起針後，他坐上輪椅準備離開，醫師決定試著採用「火剋金」的情志療法，因此請病人留步，問他：「你是不是男人?」

病人眼睛一睜，不服氣的說：「我當然是個男人！」

醫師接著說：「是男人就要有男人的樣子！你看，今天有這麼多位女性家屬陪你來治病，希望你能趕快恢復，你卻忍不住一點點痛，一直撒嬌，身體還捲成麻花，讓醫師沒辦法治療。這樣你對得起這些女性嗎？是男人，就勇敢一點！」

病人當場語塞，看了醫師一眼，點點頭說：「好！」

醫師抬頭看看他周邊女性，個個眼眶都紅了。病人離開診間後，其中一位家屬偷偷跑進來向醫師鞠躬，謝謝醫師說出她

們一直想說但不敢說的話。原來，這位病友自從生病後，個性變得很撒嬌，難耐痛。

　　神奇的是，之後的治療，無論醫師怎麼下針，這位病友沒再哀嚎，更沒躲避。

　　這個案例，主要是從心念上激起病人身為男性的榮譽感，這樣的榮譽感屬於火的特質，火能剋金，從而得以去除愛撒嬌的肺經之氣。

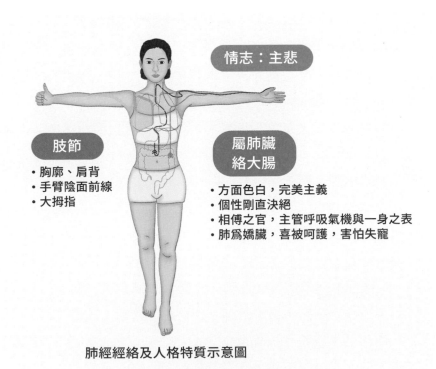

情志：主悲

肢節
• 胸廓、肩背
• 手臂陰面前線
• 大拇指

**屬肺臟
絡大腸**
• 方面色白，完美主義
• 個性剛直決絕
• 相傅之官，主管呼吸氣機與一身之表
• 肺為嬌臟，喜被呵護，害怕失寵

肺經經絡及人格特質示意圖

肺經循行路線：胸廓、肩背、手臂陰面、大拇指

肺經屬手太陰經，主要連結肺臟和互爲表裡的大腸。

肺經系統分布在與呼吸相關的整個胸廓、肩背，再從肩膀內側一路連結手臂陰面前線，來到大拇指。

肺經循行部位最常出現問題的是在胸廓和肩膀，尤其肩膀內側是五十肩最常發生的部位。大拇指屬於肺經，肺功能差的人，大拇指容易腫痛，顏色偏暗，活動不利。[7]

〖診間小故事〗肺經循行部位異常，身體影響心理

前文常說心理會影響身體，其實身體也會影響心理。

有位五十多歲女性原是我的老病人，因病情好轉，很久沒回診。有一天，她突然打電話到診間，口氣很急的向我求救。

我問她：「怎麼了？」

她說：「我快要死掉了！這兩、三個禮拜，胸口很悶，沒辦法呼吸，心跳也很快，我好害怕，已經活不下去了。」

病人該看的心臟科等科別都已看過一輪，檢查都沒問題，但症狀仍無法改善，最後每位醫師都建議她改掛身心科。正在徬徨時，她剛好在電視上看到我，心想很久沒有回診了，也許可以試試看，於是鼓起勇氣打電話到診間。

當她進到診間時，本來偏瘦的身軀更爲消瘦，皮膚更爲蒼

7　詳細內容請參閱《經絡解密》卷一——肺經。

白，眼神十分驚恐，講話會喘。她說那陣子都不敢睡覺，深怕躺下去就會死掉，每天都持續驚醒，非常疲勞，快要崩潰。

我請她躺下，先為她檢查。病人的脈象果真很混亂，呼吸快而淺。當我檢查到一個地方，感覺怪怪的，稍微往下按，她整個人蜷縮起來說：「好痛！」而且呼吸更加不舒服。

這個位置是胸口左邊第二根肋骨，我推測應該是錯位。詢問病人發病前有沒有提重的東西？她想了一下說有，那天要拿一個皮箱，很重，拿不動，所以用力去提。因為她屬於肺經形的女性，身形較纖細，基本上沒什麼力量，那天一用力，身體就受傷了，只是病人不會把這兩件事聯想在 一起。

我請病人回想，是不是在那之後開始胸口悶？

病人說：「沒錯！」

於是我著手調整肋骨位置。針完後，肋骨大概回位70%左右，她終於覺得可以呼吸。問她還會恐慌嗎？她說好多了。

隔週回診，再次針灸治療，就將肋骨調平，病人的身心狀況也同時解除，不再胸悶、恐慌與失眠。

這個案例帶給我們很大的啟示：身體與心理共振，除了心理影響身體外，身體問題也會造成心理疾病，因此，切勿輕易把病人心理上的反應，只當成身心疾病來看待。

臨床上我們發現，50%以上的心理問題都和身體出狀況有關。有時因為時間久，不確定是身體影響心理，或心理影響身體。如果瞭解身心共振之理就會知道，當身體問題解決，心理感受也會隨之改善。

（二）大腸經的經絡人格特質

大腸經的經絡人格特質為：咬牙承擔，是肺經的幕後英雄。

大腸經的金形特質：方面，肺經的忠心僕人

大腸經是肺經的表裡經，也有金形人特質，例如方方臉。

不過，大腸經不是與肺經並駕齊驅的主角。「肺經公主」需要別人為其服務，大腸經正是最忠心可靠的僕從，幫忙肺經打點承擔所有肺經不想或不屑做的事，譬如流鼻涕及解出大便等，所以大腸經是讓肺經光鮮動人的幕後英雄。

大腸功能之一：傳導變化之官，負責排便

大腸的首要功能是排便。大腸身為「傳導之官，變化出焉」，不僅承接小腸傳送的食物糟粕，還將之變化為糞便，導出體外。

肺主呼吸，讓外面的空氣進出身體；大腸主排便，將食物糟粕排出體外。換句話說，肺臟與大腸連手，共同形成人體連內通外的管道。

這個通道非常重要，兩者間的關係緊密，因此中醫在治療肺病氣喘時，也會採用通便法，讓肺氣下降，從而減輕肺氣上衝的氣喘症狀。

大腸功能之二：陽明主面，寬顎，主管牙齒和鼻子

透過大腸經絡的連結，大腸的功能不只是排便。大腸經也稱

爲「齒脈」，可見它循行到牙齒。加上胃經也循行到牙齒，這兩條經絡共同完成牙齒咬合和食物咀嚼。

中醫說「陽明主面」，主要是指屬於陽明經的大腸經和胃經，這兩條經絡遍布於面部五官，爲此區提供充足的營養，尤其是牙齒與鼻子，以維持消化和呼吸功能正常。

和肺經完美互補的承擔者

由於大腸經還通過肩膀，因此也隱含著「咬牙肩負責任」的特質。我在寫《經絡解密》卷二──大腸經時，構思出「大腸經特質圖」，把大腸橫放在肩上，因爲大腸經是一個咬牙承擔的配合者，幫肺經承擔很多事。

例如，肺開竅於鼻，但處理鼻部問題的厲害穴位卻位在大腸經，中醫常用的合谷穴，不僅能治療大腸經本身的牙痛、大便異常，也能治感冒、鼻塞、流鼻水、皮膚癢等屬於肺經的疾病。

大腸經爲齒脈，循行到面部，五行又屬金，因此很多大腸經人的臉型方正、多稜角，尤其下顎環齒區的結構因爲常咬牙而變得強硬突出，和肺經人很不一樣。肺經人的臉型線條較爲柔和，下巴也不會出現僵硬感。

還有，相對於肺經人細長的身形，大腸經人的身形比較粗壯，肩頸緊硬厚實，所以很耐操，刻苦耐勞。

大腸經循行路線：胸腹、面、肩背、手臂陽面、食指

大腸經屬手陽明經，主要連結大腸腑，及互爲表裡的肺臟。

除了維持消化排便功能外，大腸經系統的其他循行路線全是為肺服務。例如分布於腹部、胸部，連結大腸與肺臟；上行到肩背部，包括大椎，以及民間常說的「膏肓」（也就是胸椎與肩胛骨之間的上背部），以便從背部保護肺臟；再向上，來到面部，重點在牙齒和鼻子；手臂部分則循行在陽面的前線，最後抵達手的食指。

　　大腸經為肺而連結鼻子，為肺而維持呼吸暢通，所以合谷穴是提升免疫力的重要穴位。一旦肺受外邪侵襲而出現鼻塞、流鼻水等狀況，大腸經的合谷穴、曲池穴等穴位也可改善症狀。

　　如果肺（包括心）的功能有了問題，大椎和膏肓區也會出現反應，例如疼痛、麻木感等。還有，肘關節部位常發生網球肘的症狀。大腸經的曲池穴和手三里穴，都是很有效的保健穴位。[8]

低調被動，認真認分的大腸人

　　大腸經作為公主的隨從，個性內斂，低調被動，本身慾望較低，容易滿足，很少主動要求什麼，常是配合者及隨從，沉默寡言，聽天由命（大腸經有循行到耳朵），非常認分。

　　在電影電視節目中，大腸經人常是在背後默默守護、協助英雄完成任務的配角。在群體中，人們經常忽略他的存在，但許多事都是他克盡職守完成的。

　　大腸經的人格特質是十二經脈中最辛苦者，卻也是公司行號

8　詳細內容請參閱《經絡解密》卷二──大腸經。

最喜歡的職工，因爲他認眞且認分，對比西洋星象，類似很能承擔、可靠老實的金牛座。

大腸經人是很踏實的人，責任感重，習於接納任務，不喜爭執，寧願犧牲自己，以和爲貴，在家中排行常是長女。無論要求他做什麼，卽使再困難的任務，他還是會咬牙承擔，使命必達。

四種腸子性格型態

依據經驗，我把與壓力有關的腸子性格型態歸納爲四種：

第一種「**留腸子**」：把所有的壓力都往自己身上攬。

第二種「**秘腸子**」：腸道淤積久了會便秘，情緒累積到後來也會產生情緒宿便，積壓難出。

第三種「**直腸子**」：個性直接，一路通暢到底，什麼話都隨意脫口而出，導致別人很大的壓力。

第四種「**瀉腸子**」：這個比「直腸子」還糟糕，因爲他很急於宣洩情緒。

有一次在公開演講場合分享大腸經，會後QA時，一位聽衆舉手爲在大陸的朋友詢問有關大腸癌的中醫治療。

聽完我立刻反問：「你朋友個性是不是屬於秘腸子?」

聽衆很驚訝，當場回應：「是的！」

我建議請他先學習傾倒心裡垃圾吧！

長期情緒便秘也會致癌

大腸經人是默默承擔與排出者。從身體結構來看，大腸是

身體垃圾的出口；從身心共振角度來說，大腸也是心理情緒的出口。如果情緒可以順著排出去，那就比較不易生病。

　　遺憾的是，大腸經人為人隨和，配合度高，經常有人對他傾倒情緒垃圾，但他卻因為拙於表達，或受限於現實環境，自己心裡的垃圾無法向他人傾訴。這樣長期承接他人的情緒垃圾，但自己的垃圾卻無處可倒，有進無出，全都積壓在大腸經，變成情緒便秘，心裡還是會鬱悶的。

　　大腸經人對於不公平、不開心的事不是無感，只是透過其他方式來表達，例如，大腸激躁症就是與情緒壓力密切相關的疾病。如果長期得不到紓解，那就會生大病了。

莫忘清理情緒垃圾桶

　　我曾遇過一位罹患大腸癌的中年女性來看診，一問果然是家中長女，長年照顧弟妹。

　　我問：「周邊的人是不是常跟你倒情緒垃圾？」

　　病人點點頭。

　　我再問：「但你的心裡總有些壓力吧？這些心理垃圾有人可以傾吐嗎？」

　　她歎口氣，幽幽的說：「要跟誰說呢？」

　　大腸是身體的垃圾桶，大腸經是人體情緒的垃圾桶，這些垃圾桶都需要常常清理，如果不能清理，就會出現身心問題。因此，遇到大腸癌的病人，我總會提醒，是否有些事被深深壓在心裡？如果有要趕緊倒掉，而且不要資源回收喔！

肺經與大腸經都屬於金形人，可惜「同胎不同命」，性格與命運竟有著天壤之別。曾有一家三姊妹聽完我分享肺經與大腸經後，赫然發現她們在社會上竟然都屬於大腸經人格，紛紛大喊：「我不要當大腸經！我要當公主！」我笑說：「且等你們找到白馬王子之後，再來當公主吧！」

　　大腸經的經絡人格特質聽起來有點悲情，卻也是人在江湖必備特質之一，畢竟任重道遠，人總是要承擔責任的，否則大到國務，小到家務，該誰去做呢？只要能將大腸經人格特質應用得宜，換來長官的賞識、親友同事的信任，也就能自在愉快。

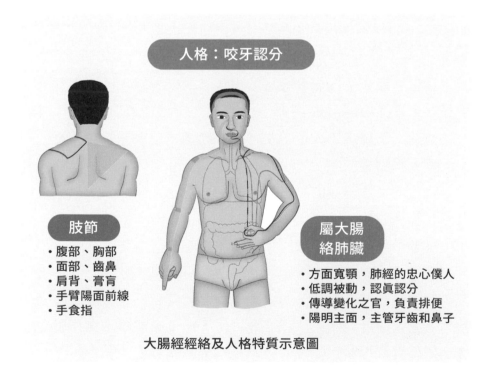

人格：咬牙認分

肢節
‧腹部、胸部
‧面部、齒鼻
‧肩背、膏肓
‧手臂陽面前線
‧手食指

屬大腸絡肺臟
‧方面寬顎，肺經的忠心僕人
‧低調被動，認真認分
‧傳導變化之官，負責排便
‧陽明主面，主管牙齒和鼻子

大腸經經絡及人格特質示意圖

本章重點回顧

Q1：情志主悲，害怕失寵，是哪個臟腑？

Q2：哪一條經絡的特質是咬牙承擔，常聽人倒垃圾，自己的心事卻無處訴說？

Q3：主管牙齒和鼻子的，是哪個臟腑？

Q4：胸口如果出現暗色斑點和血絲，左手小指容易腫痛，顏色偏暗，兼有瘀點或青筋，刺麻或活動不利，是哪一條經絡出現異常？

Q5：能泌別清濁，因而有「會思考的腹腦」之稱的，是哪一個臟腑？

Q6：哪一條經絡如太陽般熱情，好控制，是享樂主義者？

Q7：哪一條經絡外剛內柔，像俠女？

Q8：哪一條經絡的特質是追求完美，喜受呵護？

Q9：那個臟腑主血主脈，主神志又主喜？

Q10：為人清廉剛正，千萬不要想賄賂他的，是火形人？還是金形人？

A：

　　1_肺臟／2_大腸經／3_大腸／4_心經／5_小腸

　　6_心經／7_小腸經／8_肺經／9_心／10_金形人

第三章
十二經絡人格特質（中）：
土形人與木形人

土形人基本上是大好人、大善人，
喜歡幫助別人，
不會仗著權勢欺負人，
反而是個隨和的人，
大家提議什麼，他都樂於配合。
樂於利他的土形人若缺乏智慧，
無法慎選與拒絕，很容易成為濫好人。

木形人有才幹，
思慮多，屬於勞心型的人。
其內心世界很豐富，想得多，也易操煩。
樹幹的堅實質感也是一種自我約束，
木形人個性木訥寡言，
不擅長也不喜歡交際，
周邊人常不知他在想什麼，
許多傳統爸爸都是這個樣子。

土形人：
脾經、胃經的經絡人格特質

土形人的特質

《內經》形容土形人如下：

其為人，黃色，圓面，大頭，美肩背，大腹，美股脛，小手足，多肉，上下相稱，行安地，舉足浮。

這段文字指出土形人屬肉肉一族，除了面色偏黃，全身從臉、頭、肩背、腹部等都是肉肉圓圓的，就像大地厚實的質感。

《內經》又說：

安心好利人，不喜權勢，善附人也。

土形人基本上是大好人、大善人，喜歡幫助別人，不會仗

著權勢欺負人，反而是個隨和的人，大家提議什麼，他都樂於配合。樂於利他的土形人若缺乏智慧，無法慎選與拒絕，很容易成爲濫好人。

與土形人相對應的是**足太陰脾經**跟**足陽明胃經**。兩條經絡互相連結脾臟與胃腑，屬於足經，分布在下肢陰面／陽面的前線。

（一）脾經的經絡人格特質

脾經的經絡人格特質包括：母性、知足、包容，在情志則主思慮。

脾臟屬土，是非常典型的「大地之母」，我稱之爲「脾母」。

脾臟同時也是身體的後天之本，與胃腑配合，消化、吸收來自食物的養分，提供身體維持生命之所需。脾土的這些特質，以植物生長的概念來說明會更清楚。

試想我們是現代業餘農夫，想在住家附近找到一塊土地當作開心農場來種植果樹。

很幸運的找到合適的地方後，我們先鬆土、挖洞、放入種子，再覆土，然後定期澆水，給予適當的陽光、空氣、水。

隨著種子發芽，植株開始成長，這時水分要適當，避免過少乾枯，或過多爛根，必要時還需施肥。就這樣一路呵護、照顧，等待果樹成熟、開花，結出黃澄澄甜美的果實。

這些過程，正是脾母對我們身體如慈母般的所作所爲。也因爲脾與土的特質密切相關，下文將兩者併稱「脾土」來討論。

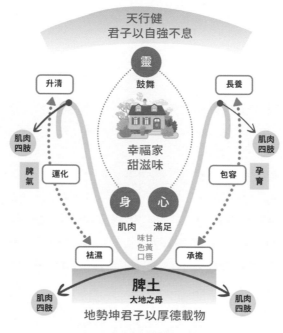

脾土就像慈母般照護我們的身體

脾土特質之一：<u>種子階段如大地之母般包容、長養</u>

在種子階段，脾土具有**大地之母的承擔、包容與長養特質**。

回想我們還是小小胎兒住在媽媽肚子時，感謝母親提供自身營養幫助我們成長。

出生後，一切自力更生，維持生命的養分主要來自食物，而脾胃扮演的，是消化食物、吸收養分、轉化成人體可用營養再輸送到全身的主角，所以中醫說脾胃是後天之本，同為「倉廩之官，五味出焉」，負責提供身體所需糧草養分及各種滋味，並且

以脾臟爲主。

　　脾臟提供後天營養以長養身體的功能，與大地提供養分以長養萬物的特質一致，所以脾母就像大地之母，具有大地之母的所有特質。

　　在前面介紹的種植果樹過程中，大地接納種子進入土裡，並運送所需的養分給種子。脾臟也一樣，承擔身體成長的重任，接納包容所有挑戰，只求身體能健康成長。許多母親都如是想如是做，寧願自己辛苦一點，也不要孩子受累，全心給予，期望孩子未來能出頭天。

脾經是心甘情願的付出，大腸經是不得不的承擔

　　若將這份媽媽心擴展爲天下脾母心，就會希望一切圓滿，如同《易經》所說的「地勢坤，君子以厚德載物」，以及《孟子》所說的「老吾老，以及人之老；幼吾幼，以及人之幼」，非常有同理心、慈悲心與成人之美的寬容心，成爲他人的依靠，因此，許多從事慈善工作者的「脾母心」都非常充足。

　　大腸經也會爲別人服務，但脾經與大腸經的不同，在於脾經對他人的照顧與付出是出於自己願意，但大腸經是「不得不」，是因爲別人賦予責任而必須承擔，即使不想做也不能丟下。

〖診間小故事〗脾經人是最會補位的人格

特質屬土的脾經人非常重視和諧圓滿，為了這個目標，脾經人常會做「補位」的事情，努力讓家庭或事情圓滿。

〖故事一：這個家還是要維持下去！〗

　　七十餘歲女性，身為長女，因為家中有位「公主型」的母親，只好女代母職，從小就幫弟弟們洗澡、煮飯和洗衣服。年長之後，一手打理家族所有事情，後來自己罹患癌症，從癌症中挺過來後，還是繼續擔任家族母親，照顧年邁的父親和活動不利的兄弟。

　　曾問她為什麼要做這多事情？病人聳聳肩，無奈的說：「我不做，誰會做呢？這個家還是要維持下去。」

〖故事二：不行也得行！〗

　　五十餘歲職業婦女，先生因病早逝，母代父職一手帶大孩子。後來自己的父親生病，其他家人都推託，她只好再扛起「妻子」之職，全心照顧鰥夫父親，最後自己也罹患乳癌。

　　醫師忍不住關心：「你長年扮演妻子與母親角色，好不容易孩子長大了，現在又要扮演妻子角色，你還行嗎？」

　　病人眼眶溢淚，歎了口氣說：「不行也得行！」

〖故事三：先讓自己變好，才能照顧家人〗

　　已婚的中年女性受父母重託，長年照顧個性軟弱且無責任感的「媽寶型」兄弟。

　　加上父親開始失智，且病情持續惡化，導致她常獨自奔去安養院，非常挫折與孤單，有時會藉機躲回家裡，讓自己喘口氣，但又有罪惡感，心情反覆糾結，不知如何是好。

看著流淚的病人，醫師拍拍病人肩膀，輕輕的說：「從醫師的角度來看，回家喘口氣也是一種治療，讓自己變好才能照顧家人呀！」

脾土特質之二：生長階段的祛濕、運化、升清

植物生長需要適量水分和足夠養分，才能奮力向上成長，尤其在叢林裡，唯有長得高又壯才能照得到陽光。在生長階段，脾土的特質是以土制水，**祛濕、運化、升清**。

・祛濕：

脾母具有土剋水的「祛濕」功能，維持身體正常水量。

・運化：

脾母也將養分轉化為氣血，運送給肺，再輸送到體內各處，以支持成長，中醫稱此為「運化」功能。

・升清：

人體與植物一樣，都需要對抗地心引力，向上生長。脾臟具有向上輸送營養物質的「升清」功能。所謂的「清」與「濁」是相對概念，如果人體的排泄物為「濁」，營養物質就是「清」。

此外，「升清」另有重要任務，那就是維持身體所有器官組織都安住在原位，不輕易下垂。我們常聽到的胃下垂、膀胱下垂

……等，都與脾主升清失常有關。

脾的三大特質，可轉化為三種心理支持力量

　　脾臟的袪濕、運化與升清功能對於人體非常重要，而且必須持續運轉，才能維持身體正常功能，一如《易經》所說「天行健，君子以自強不息」，中醫也稱脾的運化特色為「健運」，母親們注定要為家庭忙忙碌碌，永不止息。

　　袪濕、運化與升清這三個特質，也可轉換成三種心理力量：在自然法則中，水向低處流，因而水濕也可視為讓人墮落的負面力量。人生難免有高低起伏，父母親都不希望孩子深陷泥淖，如果能像脾母一樣，透過「袪濕」來排除負面因素，透過「運化」提供實質支持力量，就能鼓舞孩子「升清」，出淤泥而不染，走向光明大道。

脾土特質之三：結果階段的豐收幸福感

　　進入結果階段，脾土的特質是**色黃味甘，開竅於唇，臉圓肉厚，擁有豐收的滿足與幸福感。**

　　脾母歷經開花之後，進入採收、結果的階段。黃色是大地與成熟水果的顏色，人類歷經演化過程，知道黃澄澄的水果才甘甜美味，吃了不會酸澀，也不會肚子痛，所以脾主管黃色、甘甜味道，以及嘴唇。

　　甜味是所有味道中最撫慰人心的，中醫說「甘入脾」，讓人愉悅與滿足。君不見滿街的咖啡小店都會配上甜點，讓辛苦的上

班族暫時解開工作壓力，享受片刻的幸福放鬆。

不過中醫也提醒「甘令人滿」。過猶不及，甜食吃太多也會影響脾胃消化，出現脹滿痛的情形。從心理角度來看，適當的甜言蜜語讓人幸福，過度則令人忍不住懷疑對方的動機，這也算是「甘令人滿」的番外篇吧！

脾臟兼管甜味與防禦

說到甜味，讓人想起與糖尿病有關的胰臟。很多人會問：中醫怎麼沒提到胰臟呢？

這說來話長，但簡單的說，脾主甘味，而《內經》又說「脾主衛」，脾臟與防禦有關，所以中醫概念中的脾臟，包括現代醫學中負責免疫系統的脾臟，以及消化系統的胰臟。

脾臟兼顧甜味與防衛，指出脾母平日溫柔甜美，但面對外來威脅時為母則強，會不顧一切去保護孩子，所以脾母的溫柔有其界限，如果越界，脾母也會發動攻擊的。台語俚語說「惹熊惹虎，不要惹到虎霸母」，正是此意。

脾經特質帶來和諧能量

脾母負責吸收養分，肥水也會落一些在自家田。就像阿嬤們常說營養充足就會長肉一樣，脾母主管全身肌肉，當養分足夠，臉部搶先長得圓滾滾的，然後是全身肌肉豐厚，有肉則手腳靈活，所以中醫說脾「主四肢肌肉」。

脾母所造就的豐滿體型，不會笨重，反而還頗為性感，尤其

嘴唇豐厚有彈性，是性感巨星必備條件之一。這種來自肌肉的厚實感，也反映出脾經人踏實穩健、可以信靠的人格特質。

在農村，農作物豐收時一定有節慶活動，無論是謝天地或凝聚向心力，都讓人有滿足與幸福感。在東部工作時，常看到一大片稻田中黃澄澄的成熟稻穀迎風搖曳，光看就覺得超級幸福！

脾經人的特質與慈濟「知足、感恩、善解、包容」四神湯完全相符。他們感覺自己很滿足、幸福，願意把這份滿足跟幸福分享給他人。如果人人都能多多調動脾經能量，相信我們的社會會更加和諧。

脾經人格特質的考驗

脾經人是具母性、土性、樂於給予的人，也因個性隨和，不太會拒絕別人，有時會讓人覺得沒有個性和原則，嚴重時還會變成濫好人，很容易被情緒勒索。

例如有人會說：「你不幫我做這件事，我明天就離職！」為了組織和諧，脾經人就會去做，但心裡未必是歡喜的。

脾土可以制水，但若脾土過虛，不僅無法制水，水還會趁機來欺負土，中醫稱為「水反侮土」。

從身體層面來看，這類情況常見於喜歡吃冰、喝冷飲的人，因為冰品傷害了脾胃的陽氣，身體的水分排不出去，流竄到面部和四肢，就會出現水腫的情況。

從心理層面來看，土因水淹，變成爛泥巴，很容易成為溺愛孩子的母親。或者在兩性關係裡，個性黏膩，總想跟對方黏在

一起，無論付出多大代價都無妨，就是不想獨處。這樣的人若遇到渣男渣女，即使心知肚明，還是會繼續交往，縱然對方反覆出軌，仍不願分手。

脾土特質之四：<u>傳宗接代</u>的女性特質

土地孕育萬物，生命在這裡輪迴，每棵植物都希望自己的種子能順利落土，發芽生長茁壯。

在《經絡解密》卷三——脾經，我特邀專門研究綠島植物的林登榮老師撰寫〈植物媽媽的想望〉[9]，印證了植物媽媽與人類媽媽都有一樣的媽媽心——傳宗接代，種族綿延。

脾土為母，脾經也特別環繞於女性生殖系統相關的結構，可說是非常女性的經絡，因此也與女性特有的經、帶、胎、產功能息息相關。關於這一點，後文會再提到。

脾臟功能總結

透過前面的脾土四大特質，我們可以瞭解，脾臟屬土，身為身體的母親，其功能多元，大致有以下三大方向：

1. 消化功能：脾胃是重要的消化系統，屬後天之本，能將營養化生為氣血，運送到全身。

2. 生殖功能：與女性生殖功能特別相關。

3. 水液代謝：脾屬土，而土又制水，因此是人體內水液代謝

---

9 詳見《經絡解密》卷三——脾經，70~72頁，〈天下父母心：植物媽媽也有她的想望〉一節。

很重要的一環。

脾的情志主思慮

談到這裡，屬於媽媽的情志，大家應該都猜得出來了吧！媽媽關心家人，想很多，所以脾主思，個性很細膩，思慮周全，很體貼，會為別人著想，具有愛的能量，想照顧好每個人、成全每個人。

脾經人格特質中的母性人人都有，不只女性，男性當然也有。只是若思慮過度，就會操煩，甚至胡思亂想。

脾經經絡人格特質過強的狀況，常見於過度關心孩子的家長，以及中老年的女性。他們心有千千結，反覆纏繞，難以解開，有時不僅會傷害自己，更會傷及自己關心的人。

〖診間小故事〗思慮過度，傷己傷人

〖故事一：思慮過度出現的纏繞脈象〗

三十餘歲的上班族女性前來治療失眠及肩頸痠痛。

把脈時，發現她左手寸脈竟出現一個線條迴繞的現象，猜想病人的心緒應該也如此。詢問病人最近心情是不是一直很糾結？許多事情不斷重複，遲遲無法解決或確定？

病人很驚訝，告知在職場上確實有這種情況，所以心情很煩悶，晚上無法入眠，胃口也差。

瞭解情況之後，決定採用生活化的治療方法。就像遇到纏繞的毛線時，先用剪刀剪斷，再將之拉直即可，於是先用屬金

的肺經穴位剪斷線條，再用屬木的肝經穴位，讓脈象如樹木般伸直。針完後，病人的纏繞脈變成一條直線，心裡的煩悶感也明顯改善。

〖故事二：思慮過度而出現的鋼管脈象〗

　　六十餘歲的男性與夫人一起來就診，兩人並排躺在相鄰的治療床上。醫師先診察先生，只見他眼神亢奮，全身肌肉僵硬，訴說自己全身肌肉緊硬酸痛，很難放鬆。

　　醫師手一搭脈，不禁笑出來，病人疑惑看著醫師，醫師忍住笑，問他：「請問你平日有在……跳鋼管舞嗎？」

　　病人也笑出來說：「當然沒有啊！」

　　醫師說：「我想也是！可是很奇怪，剛才把到你有『鋼管脈』，就是脈裡面有一個粗硬的管子，很像鋼管舞的管子。怎麼會這樣？」

　　再詳細詢問情況，原來先生非常關心、照顧曾罹癌的妻子，甚至為了太太健康，還制定每日每小時的時程表，包括何時進食、何時運動等等，要求太太按表操課！

　　醫師一聽傻眼，趕緊跟先生說：「女生就是一朵玫瑰花，要用心呵護，而不是用軍隊的方式來操練！」

　　醫師轉頭望了望躺在隔壁床的太太，太太含著眼淚說：「終於有人知道我的感覺了。我有跟他溝通過，他都不聽，一定要我配合。」

　　先生很委屈的說：「我不想失去她！這樣做都是為她好。」

醫師終於知道鋼管脈怎麼來的了，於是對先生說：「你因為太擔心太太的健康，全心全意照顧她，把自己繃得很緊，也把自己的生命綁在太太身上。太太就是你的鋼管，而你就像菟絲附女蘿一樣，自己無法放鬆，連太太都被你纏得快窒息！結果兩個人都很累，身體反而好不了。」

先生經過醫師勸說後，真的開始放鬆對太太的管束，也有自己的生活。回診時，鋼管脈變成柔軟的線條，緊繃的身體與心情也跟著放鬆，反而是太太對於突然的「解封」還需要適應，不過至少兩人的關係比較平和放鬆，對彼此都好。

脾經循行路線：骨盆、腹胸、舌、下肢陰面、足大趾

脾經屬足太陰經，連結脾臟，以及互為表裡的胃腑，還包括心臟，主要分布在與消化相關的腹部、與生殖相關的骨盆腔和胸部，往上通到咽喉和舌頭，往下從骨盆腔經生殖器，下行到鼠蹊，沿著腿部陰面的前線，抵足大趾內側。

脾經循行部位廣，因此會影響心臟、消化、生殖與水液代謝等系統。常見的問題包括：

1. 過度思慮引起煩躁，會影響心臟功能，出現胸悶、心悸、失眠等症狀。

2. 消化異常，會出現舌頭吞嚥不利、流口水、喉嚨卡痰（尤其足大趾出現外翻，喉嚨卡痰很難治療）、腹脹、大便稀軟。

3. 如影響到生殖系統，則會導致婦科問題或不孕。

4. 脾經所經過的鼠蹊部會反映骨盆腔問題，如男性攝護腺肥大、女性肌瘤等，鼠蹊都會變得腫硬。[10]

脾經特有的結構

脾母因為承擔後天之本與傳宗接代重任，經絡系統也跟脾主思慮的特質相同，都是考慮周全，並將身體相關的結構串連在一起，共同完成任務。脾經特有的結構大致可歸納為兩種，以下分別說明。

1.脾經三連律：甲狀腺＋乳房＋卵巢子宮

脾經連結三個重要系統：甲狀腺、乳房，以及骨盆腔內的卵巢和子宮，我稱為「脾經三連律」。

因為脾經在胸部形成一個W型包覆乳房，往上走向咽喉時會通過甲狀腺，往下則進入骨盆腔，因此我們發現：甲狀腺、乳房疾病，還有骨盆腔疾病，常會一起出現。

這類臨床案例非常多。例如，有位女性病友有甲狀腺囊腫及卵巢囊腫，進一步詢問時，病友自認乳房沒有特殊問題，但醫師觸診卻發現有腫脹現象，因而在乳房反應區下針。治療後，病人下腹部及乳房的腫脹感明顯減輕，因此醫師還是提醒她盡快去做乳房檢查。

簡單來說，脾經經過甲狀腺、乳房、骨盆腔，因此「甲狀腺

---

10 詳細內容請參閱《經絡解密》卷三——脾經。

＋乳房＋卵巢子宮」常會接連出現病變，往往只要二個部位出現問題，另一個部位也呼之欲出，這時都會提醒病人趕緊檢查，希望第三個部位不要爆發。

中醫自古就強調「上工治未病」的預防觀念，了解「脾經三連律」，可以提前部署，在疾病未發之前趕緊截斷其發展。

2.簍子結構——爲了升清與生殖系統

脾經在身體裡還有一個很厲害的結構，其型態很像簍子，我稱爲「簍子結構」。

前面介紹過，脾母「升清」的任務之一是要對抗地心引力，維持所有器官安住原位，因而需要強而有力的組織。

脾經的簍子結構，就能將所有組織收納在一起，固定在原位。就像我們去超市採購生活用品時，會把物品放入購物袋以免散落，易碎的蛋及食物更會特別包裝，以免壓傷。脾經的簍子結構正有相同的功能。[11]

這個簍子結構對婦科尤爲重要。

中醫歸納女性生殖四大要務：月經、白帶、懷胎與生育，簡稱「經帶胎產」，哺乳則納入生育。

經帶胎產等功能都發生在骨盆腔，而且有進有出：從周邊組織進入骨盆腔的經血、白帶、胎兒等，需要妥善包覆，不可亂動亂出。等到時機成熟時，存在骨盆腔的「經帶胎」需要順利排

---

11 詳細內容請參閱《經絡解密》卷三——脾經。

出，讓月經規律，帶下正常，胎兒正常分娩。在這過程中，負責調控「經帶胎產」的重要結構，正是脾經的簍子結構。

從脾經三連律到簍子結構，都可看出脾母在婦科方面的重要，因此，調好脾經是女性保健要務。

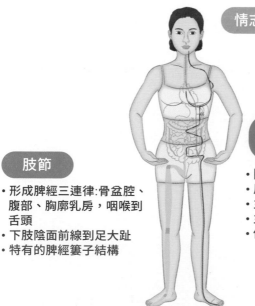

情志：主思

屬脾臟
絡胃腑

肢節

・形成脾經三連律:骨盆腔、腹部、胸廓乳房，咽喉到舌頭
・下肢陰面前線到足大趾
・特有的脾經簍子結構

・圓面色黃，味甘，開竅於唇
・屬土、母性、知足、包容，隨和
・主四肢肌肉
・主消化／水液代謝
・傳宗接代的女性特質

脾經經絡及人格特質示意圖

（二）胃經的經絡人格特質

胃經的經絡人格特質為：掌控慾望，拚搏追求成就的享樂者。

中醫非常重視五臟功能，六腑多屬於輔助角色，唯獨胃腑擁有很強的特質。為什麼呢？

・胃統管消化和吸收

在沒有鼻胃管或營養針的年代，身體養分都要靠吃進的食物，胃經連接從口到胃的上消化道，胃又統管小腸和大腸功能，進行消化和吸收，因此，有好的胃，才有活下去的本錢。

・胃是「腹腦」第一道關口

在前文小腸經那個小節介紹過，腹部有著與頭腦並駕齊驅的「腹腦」系統。

胃是消化道的總管，食物進入消化道之後，都須通過胃的把關，才能進入腸道，讓小腸發揮「泌別清濁」的功能。不適合的食物，胃會以逆流或嘔吐的方式排出，不讓腸道白做工。

因此，胃是「腹腦」第一道關口，深深影響身體機能。

前文也介紹過，當胃經有病變時，病人會出現「惡人與火，聞木聲則惕然而驚，心欲動，獨閉戶塞牖而處」的躁鬱症狀。

還有，嚴重便秘者也會有煩躁現象，甚至出現神智不清、胡言亂語的狀況，這是身心共振疾病，也是腹腦生病的呈現。

・胃與脾保持力量均衡，才能讓氣機上下轉動平衡

胃與脾位於身體的中焦部
位，是氣機上下的通路。

　　脾氣向上輸送養分，胃氣
向下推進食物，如此食物才能
從胃進到腸道。脾與胃的力量
勢均力敵，才能讓氣機上下轉
動平衡。

　　因此《內經》非常注重胃
的功能：

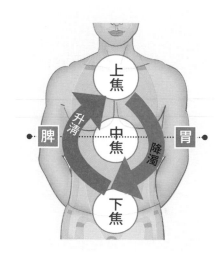

　　五臟者皆稟氣於胃。平人之常氣稟於胃。……人無胃氣曰逆，
逆者死。

　　意思是說：正常人的五臟六腑，都要依靠胃所提供的養分才
能發揮功能，維持生命和正常心智活動。如果胃的功能失常，身
體缺乏營養，就會死亡。

胃經的土形特質：圓面，下巴寬，敢要，永不屈服

　　脾跟胃都屬土，能承載萬物，但有很明顯的陰陽之別：

　　・脾屬陰土，提供養分，以母性的長養包容為主。

　　・胃為陽土，接收養分，以雄性的胃口慾望為主。

　　陰陽特性也呈現在中年發福體型上：

　　・女性的脾土長養包容特質，多發福在下腹及骨盆，呈現西

洋梨型的身材。

‧男性的胃土接收慾
望特質，多發福在腹部正
中，呈現蘋果型的身材。

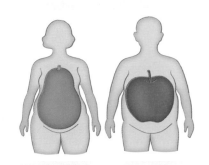

西洋梨型肥胖　　蘋果型肥胖

胃爲陽土，敢拚敢衝

胃爲陽剛的土性，
除了有土形人的圓面大頭
外，胃經循行到下巴、牙
齒及嘴巴周圍，所以胃經經絡人格特質較強的人，下巴寬厚而有
肉，嘴巴也大，胃口很好。

他們相信後天的努力，敢衝敢拚敢要，不怕失敗，宛如打不
死的蟑螂，永不屈服。法國大將拿破崙的努力拚搏，以及《魯賓
遜漂流記》中的魯賓遜努力求生，應該都具有很強的胃經經絡人
格特質。

想理解胃經的經絡人格特質，最簡單的兩個字就是「**胃口**」。
胃口有兩種解讀方式：

1. 胃是消化器官，從飲食來說代表食慾與食量，例如胃口很
好，吃很多。

2. 在人際關係上，**胃口**代表著慾望，例如某人**胃口**很大，希
望賺很多錢。有了**胃口**，就會出現「敢」與「要」的行動。

以下我們就從這樣的解讀方式出發，進一步認識胃經的經絡
人格特質。

「胃口」特色之一：受納腐熟食物，變成養分

胃也具有土的特質，與脾同為後天之本，共同完成養分吸收與輸送功能。在前文脾經的經絡人格中曾提到，脾母具有長養特質，透過運化功能將養分輸送出去，這些養分主要來自胃和大小腸。胃才是真實的工作者，脾母透過運化功能將養分輸送出去。

胃是消化道的大哥大，食物從口腔進到胃腸，再從肛門排出，這整個消化過程都由胃掌管。胃長得像個大袋子，容納食物進入胃中，進行初步消化。

這兩個過程，中醫以「受納腐熟」來形容。

・受納：指承受食物從口腔進入到胃。

・腐熟：指食物在胃中進行類似悶熟的情況。

因此我們可以說，胃就像人體的廚房，也像煮飯菜的鍋爐。

〖診間小故事〗勉強接受不公平的事，導致胃也生病

有位胃癌女病患，胃已經部分切除，胃口變差，胃納也小，傷口處持續疼痛，接受中醫治療之後，所有症狀逐漸都有了改善。

病人平時表現還算樂觀，家族多人都來看病，她也能侃侃而談與醫師分享家人的工作與生活。

有一天，醫師探問她為何會罹癌，她輕描淡寫的說：「我也不知道吔！家裡只有我得這種病，可能以前吃東西口味太重吧！」

醫師換個方式詢問：「你在生活中，有沒有難以接受、嚥不下一口氣的事？」

病人陡然聲調提高：「當然有啊！」

接著流淚訴說那些讓自己難以接受的事。

胃主受納，原來，這位病人常需勉強自己接納不公平之事，由情志傷及身體，導致胃也生病。

「胃口」特色之二：多氣多血，愛拚才會贏

胃經與大腸經都是陽明經，直接吸收養分，氣血充沛，是「多氣多血」組合。我常說這兩條經絡是「有錢人」，也是愛拚搏的陽明好兄弟「大胃王」（大腸＋胃）！胃口好又能吃，身體就會強壯，也才有拚搏的本錢與動機，「大胃王」也是十二經脈中最苦幹實幹的經絡系統。

胃與脾都主四肢肌肉，但脾經人較偏女性特質，胃經人較偏男性特質，所以胃比脾更為強壯。胃經人氣血充盈，就像陽光男孩，胸腹部和背肌飽滿，頭面寬大，面部肌肉厚實，口唇開闊，俗語說「嘴闊吃四方」，因此他們胃口很好，不挑食，通常是肉食男，年長之後常有三高問題。

「陽明主面」，胃經遍布面部，包括牙齒、鼻子、眼睛和耳朵，提供頭面部充足養分。

胃經人的頭腦好壯壯，是學校裡的風雲人物，會讀書，又熱愛各種運動，個性爽朗，不拘小節，好交朋友。他們是人生勝利

組，就像長得又高又帥又有錢的高富帥哥。

也因為胃經人多氣多血，資糧很多，因此喜歡冒險挑戰，追求成功的能力和動力都很強，像台語歌〈愛拚才會贏〉那樣拚搏。

他們是白手起家型的人，靠著後天的努力，敢要、敢賺、敢花、敢享受，也願意為自己的事業與生命付出所有努力，而且絕不放棄。

最常見的例子就是早期台灣出外打拚的小型企業老闆，他們提著一個箱子就跑遍全世界談生意，就像打不死的蟑螂，活動力強，不怕失敗。這是十二經絡中最強健的人格特質。

「胃口」特色之三：「食色性也」的慾望城市

在《孟子》一書中，告子說「食色性也」，意指喜愛美好的事物是人類本性使然。然而，後世轉譯為食慾與性慾都是人類的本性，雖然誤解了告子之意，倒也符合人類追求個人生存與種族延續的目標。

胃經的經絡人格特質反映了人類基本生理慾望和感受，也呈現一個人在成長過程中開始社會化的過程。

胃屬於消化器官，胃經循行所過之處包含了生殖系統，加上多氣多血，讓胃經人格特質充滿各式各樣的慾望，包括食慾、性慾、成功慾望，還有掌控一切的想望，架構出胃經人獨有的「慾望城市」。

這些慾望城市居民通常身體結實，有些較短小精悍，但胃口奇佳，很能享受美酒佳餚，倒頭就能睡，睡起又是一尾活龍。他

們的各種慾望都很強，例如渴望出人頭地、衣錦還鄉的慾望，還有性慾也不錯。

生命力強，求生意志也強

胃經人的生命力非常強大，臨床上遇到這類病人我們都很安心，因為他們即使罹患癌症，還是會願意拚搏，願意和醫師一起努力。尤其白手起家的病人，曾到全世界去奮鬥，相信命運掌握在自己手中，因此不管提醒他要注意什麼、禁忌什麼，他照單全收，努力配合，求生意志非常地強。

我曾遇到一位阿伯病友，他是典型的白手起家企業家，當時已到癌症末期，但家人不敢告訴他，因為他相信自己的身體很快就會好轉，願意忍受各種治療，不願放棄，醫師與家人看在眼裡都非常不捨。

阿伯一直到最後兩天才知道，自己終究無法通過這一關，看盡世界的他，此時也看開了，把握時間和家人好好道別。

胃經循行路線：腹胸、咽、面、額、下肢陽面、次趾

胃經屬足陽明經，大致分布在人體正面，為人體提供強大的防護。

胃經系統連結胃腑，以及互為表裡的脾臟，還包括心臟。

主要循行於與消化相關的腹部，經過胸部和乳房；向上通過咽喉，涵蓋面部五官和前額，讓人耳聰目明；往下通過骨盆腔，經生殖器，下到大腿外側，沿腿部陽面的前線，來到足第二趾。

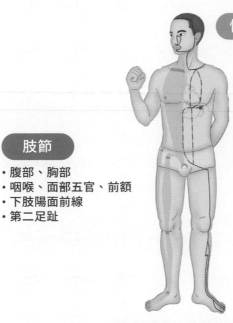

情志：慾望與拚搏

肢節
- 腹部、胸部
- 咽喉、面部五官、前額
- 下肢陽面前線
- 第二足趾

屬胃腑
絡脾臟
- 掌控慾望，追求成就的享樂者
- 多氣多血，陽明主面
- 人生勝利組，愛拚才會贏
- 「食色性也」的慾望城市

胃經經絡及人格特質示意圖

胃經循行路線爲兩個「**胃口**」提供身體結構基礎，例如連結眼睛、耳朵、牙齒和消化道，食物的色香味都會刺激胃經，產生食慾。

胃經也連結眼睛、乳房和生殖器，因此，胃經強健的人眼睛有神，乳房豐滿，性能力佳。胃經人若看到這類美女，同性質相吸引，很容易挑起性衝動。

連結人際關係的「胃心口專線」

此外，胃經還有一條連接胃、口和心臟的路線，我稱爲「胃

心口專線」，這條路線建立了人類特有的交際生活史。例如：

辦公室同事會透過聯誼、聚餐、聊天來建立革命情感，相約下次再一起拚搏事業。

年輕朋友想求婚，提升成功率的關鍵是什麼？

老一輩常說，想抓住一個男人的心，就要先抓住他的胃。這麼做眞的有用嗎？

還有，爲什麼在老闆肚子餓的時候要求加薪必敗？

這些答案都與是否善用「胃心口連線」有關。12

綜合言之，胃經人是兩個「**胃口**」的組合：好胃口、好營養，讓體魄和頭腦好壯壯；好胃口也讓慾望和膽識發揮得淋漓盡致，享受成就感。

胃經人的人生勝利組和慾望城市特質，從某方面來說，也是推動世界向前發展的力量。

〖診間小故事〗嚥不下的那口氣

胃經也循行到喉嚨，胃酸逆流常會向上刺激喉嚨，造成喉嚨異物感。此外，喉嚨是說話和吞嚥的路徑，因而也會反映出心理的問題。

有一回，一位阿嬤來求診，她說喉嚨卡卡的。檢查她喉嚨的軟骨確實都很卡，連帶的，下方的淋巴也腫，整個喉嚨都是腫的。

---

12 詳細內容請參閱《經絡解密》卷二──胃經。

醫師問她為什麼喉嚨卡成這樣？她自己也不清楚，就是覺得整個不舒服。

　　通常喉嚨出狀況的病人，言語表達也多少都會有問題，所以醫師改問她：「有沒有什麼事情讓你很生氣、不開心？」

　　原來，她被倒了會，而且金額高達好幾千萬！

　　醫師問：「有要回來嗎？」

　　「當然沒有。」

　　醫師問：「所以呢？很生氣？嚥不下這口氣？」

　　「當然嚥不下！」

　　醫師說：「我知道你喉嚨為什麼不會好了，你這叫人財兩失，拿不回這個錢，還把自己的喉嚨給卡住——因為你嚥不下那口氣，喉嚨才會卡住。錢拿不回來，至少要讓自己好好過日子啊！」

　　但阿嬤堅持說不行，不能就此了事。此時，醫師能幫忙的相對也有限了。

　　其實歷史上也有因為「嚥得下那口氣」而功成名就的人，漢朝大將韓信就是一例。

　　韓信年輕未得志時，曾當街受辱，爬過無賴的胯下。他忍下這口氣，後來跟隨漢高祖劉邦建立軍功，後世對他的評價是「言兵莫過孫武，用兵莫過韓信」，可見韓信不是無能之人，只是時機未到，因此選擇嚥下那口氣，不做意氣之爭，最後反而走出更寬廣的路。

〖經絡小劇場〗三姊弟ＫＴＶ現形記

　　十二經絡人格特質其實非常人性化與生活化，身為作者，我一直希望能透過各種比擬方式，讓大家跟我一起更容易透視這些特質。

　　以下請大家和我一起想像一個情境：如果肺經人、胃經人、大腸經人三姊弟一起去唱KTV，你猜他們各自會點什麼歌？

　　肺經公主點唱王菲的〈天空〉，歌聲空靈，不食人間煙火，一派仙女作風。

　　那胃經人會唱什麼？當然要唱〈愛拚才會贏〉、〈我的未來不是夢〉，而且還不服老，加碼點唱在國外經商時學會的英文歌〈Forever Young〉，期望永保年輕的特質。

　　那麼，默默承擔的大腸經人會唱什麼呢？

　　面對心愛的公主姊姊，他點唱〈我願意為你……〉，藉以表明自己服侍公主的心。對於同為「大胃王」的胃經大哥，他唱著「He Ain't Heavy, He's My Brother.」（他不重，他是我兄弟）──因為「大哥雖然身材壯碩，但是我的陽明好兄弟，所以我仍願意為你承擔，不會嫌你過重」。

　　姊弟三人的經絡人格特質是否很立體、很有趣呢？

木形人：
肝經、膽經的經絡人格特質

木形人的特質

《內經》這樣形容木形人：

其為人，蒼色，小頭，長面，大肩背，直身，小手，足好。

木形人具有非常明顯的樹木特質，如：蒼綠色，身材如樹幹般瘦直，頭小臉長，肉不多，骨頭明顯，肩背比較寬大，手像枝枒，比較小，腳像樹根，型態不錯，踩得很穩。

再看「木」字，筆畫簡單俐落，毫無彎曲，許多有著仙風道骨身形者、瀟灑不羈身影者，都屬木形人。簡而言之，木形人就是會走路的樹形人。

《內經》又說：

有才，勞心，少力，多憂，勞於事。

意思是木形人有才幹，思慮多，屬於勞心型的人。

木形人如果血型是Ａ型，尤其男性，其內心世界很豐富，想得多，也易操煩。

樹幹的堅實質感，也是一種自我約束。木形人個性木訥寡言，不擅長也不喜歡交際，周邊人常不知他在想什麼，許多傳統爸爸都是這款，與其相處時常會有沉悶單調感。

試想一個花園都是綠樹，景色會不會很單調？這就是木形人給人的感覺。如果花園中也有紅色的花朵（喧鬧多言的心）、黃色的果實（溫暖包容的脾），是不是有趣很多？所以木形人身邊經常有心脾特質強的人來豐富自己的人生。

至於平時要如何才能了解木形爸的內心世界？且等他酒後就會吐真言。因此，木形人很容易成為酒徒，唯有在微醺的世界中他才敢放開自己，說出真心感受。

與木形人相對應的經絡，是**足厥陰肝經**跟**足少陽膽經**。這兩條經絡互相連結肝臟與膽腑，屬於足經，分布在下肢陰面／陽面的中線。

（一）肝經的經絡人格特質

肝經的經絡人格特質為：青春少年兄，作伙向前行，智勇雙全的戰鬥型將軍。

肝於五行屬木，四季對應春天，所以肝是「春天之木」，肝經的經絡人格，造就了「肝木人」的各項特質。

肝經的木形特質之一：升發，疏泄，條達

　　木是象形字，從右圖的幾個古代字體就可看出，木的筆畫雖簡單，卻完整勾勒出樹根、樹幹與樹枝。

　　中醫自古就向大自然學習，瞭解人類的生命發展與植物的成長過程類似。樹木會向上、向外伸展生長，這些促進生長的力量，中醫統稱爲「氣機」，又可再細分如下：

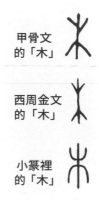

甲骨文的「木」

西周金文的「木」

小篆裡的「木」

・升發

　　樹幹向上升發展的型態屬於「升發」，即上升發展的力量。

・疏泄、條達

　　樹枝向外伸展，屬於「疏泄」與「條達」。疏泄是枝葉向外疏散、發泄、展開。條達是枝條順利伸展、通達。

　　在五行的名稱當中，唯有「木」字完全沒有轉折，四個筆畫線條乾淨俐落，中醫稱爲「條達」，肝臟也符合這個特質。因此從外表來看，木形人就像樹，身形如樹幹般瘦直，肉不多，筋骨較明顯，面色微偏青，頭小，臉長，四肢瘦長像樹枝。

肝經的木形特質之二：領頭羊，色青味酸，靑春少年兄

　　古人說「一年之計在於春」，春天來臨，溫暖的春風拂人

醉，萬物從冬天甦醒，樹木們一鼓作氣冒出枝椏，向上、向外伸展。春天是一年之首，生命力大爆發，充滿動態能量。

肝經屬春，因此肝木人也具有領頭羊特質，成為「將軍之官」，充滿戰鬥力，引領身體部隊，突破萬難，勇敢向前衝。如果用西洋星象來比喻，有點類似牡羊座。

植物在春風吹拂下開始生長，此時若見綠色果實，代表尚未成熟，味道酸澀。

人類的青少年時期宛如春天，青春洋溢，古人用「青春」代表年輕活力，「青澀」代表稚嫩單純，都頗為貼切。青春少年兄面對感情總有著青澀感，一如《少年維特的煩惱》。

肝臟功能之一：主怒，肝氣升發，不喜抑鬱

肝掌管的情志為怒，在古文中，「怒」字有強健、奮發等巨大力量的正向意義，例如，花朵怒放就是一種爆發力。因此，肝主怒，與肝屬木的性質相符。

在所有情志中，唯有憤怒能產生力量和行動力，武俠小說常見的子為父報仇、軍人抵禦外敵入侵等，都是這種力量的展現。

因為肝經通到頭頂，如果憤怒過度，很容易失去判斷力。人們常會在盛怒中說出不該說的話，做出不該做的舉止，這都是「氣昏了頭」所致。

最強烈的情志暴怒，宛如颶風或颱風掃過，對身體與情緒都具有破壞力。還有，惱羞成怒，也會讓人失去理智。

樹木喜歡向外伸展，肝木也是如此。肝木人身形玉樹臨風，

「將在外君命有所不從」，因此個性瀟灑不羈，不喜歡受約束，若不得伸展其志，或被過度要求，通常會非常鬱卒。「抑鬱不得志」正是肝木人最深的感受，難怪現代人肝病特別多。

心與肝是最容易疲倦的臟腑

現代認知的肝臟具有強大的代謝功能，是人體最大的解毒工廠。中醫認知的肝臟，則具有升發、疏泄、條達功能，幫助各個臟腑疏通氣血，提高新陳代謝，是臟腑功能的重要推手。尤其五臟管理五志七情，唯有臟腑功能正常，情志才能平穩和諧。

五行關係中，肝木生心火。肝這位將軍注定要襄助心君，兩者關係超級密切。心為君主，自我意識強烈；肝為將軍，需聽命行事。心肝合作無間，可以保家衛國。

不過，「心肝寶貝」雖然好聽，有問題時也常會互相連累。因為心與肝都必須面對外界的挑戰壓力，兩者也是最容易疲倦的臟腑。上班族常無奈說：「心好累！快爆肝了！」正是如此。

肝脈過強，來自於「不得不面對」的壓力

臨床上我們還可以從脈象與症狀來判斷心病或肝病。

心病常出現左胸悶痛，心悸，小指麻，表示不順心，不能做自己想做的事；肝病常出現右腹部和肋骨區悶痛，表示勉強自己配合其他人的要求。

長期在診間觀察現代人艱苦的心肝，累積多年經驗之後發現，如果病人的心脈很強，試著問他：「最近在忙一些自己開心

的事吧！」通常會看到病人歡喜的笑容。如果病人的肝脈很強，就知道他扛了一些必須去做的事，很有壓力。

　　肝的問題是不得不去面對外面的壓力，迎接挑戰，但這些不是你真正想要的，你真正想要的會是放在心那裡的。

〖診間小故事〗一位肝癌患者的啟示

　　一位在其他醫院擔任高級行政主管的癌症患者住進醫院，當時自己還是新手醫師，隨著主治醫師前去會診。

　　患者身形及四肢瘦長，腹部鼓起，面色臘黃，眼白泛黃，精神疲憊，無法進食。詢問家屬，才知道患者自我要求很高，認真負責，努力完成主管交辦事項，沒人要做的事他都獨自承擔，壓力很大。

　　他長期加班，不敢休息，儘管太太關心力勸，他仍不敢鬆懈。某日突然發病，檢查才知已是肝癌末期。住院後，他的病情持續惡化，不到兩週就往生了。

　　猶記當日推開病房的門，看到空空如也的病床，內心也感受到病人與家屬深沉的苦。

　　此後再遇到肝病患者時，都會特別關心其身心壓力狀況，希望能防範於未然，減少憾事發生。

肝木剋脾土，幫助消化，也能以情治情

　　五行關係中，肝木剋脾土。大家都知道，肝火旺、爆怒或鬱

卒都會影響脾胃消化功能，但肝剋脾也有好處。

中醫說「木能疏土」，意指長得出樹的土地會比較鬆軟，可見木也能幫土。肝木在正常狀態下，疏泄、升發的功能有助於脾土的運化；在情志方面，肝的怒氣可以拉脾一把，以免脾陷入思慮過度之中，而且最直接的方法就是「罵醒對方」，這招尤其適用於脾土被水淹、無可救藥的「溺愛」關係。

肝臟功能之二：將軍之官，智勇雙全，作伙向前行

肝為「將軍之官，謀慮出焉」，一方面將軍之職非常符合領頭羊特質，屬行動派的執行者，個性剛烈，敢於衝鋒陷陣。另一方面，肝的條達能力，能將混亂情況一條一條整理清楚後再做出決策。因此，肝木這位將軍智勇雙全、有勇有謀，能帶領團隊一起完成使命。

樹木看似柔和，一旦下定決心，是有穿牆倒壁之神力的。

記得多年前曾到柬埔寨吳哥窟參觀《古墓奇兵》電影的拍攝所在，當地的塔普倫寺被眾多樹根纏繞，且樹根毫不客氣的穿過房屋、跨越屋頂，令人印象深刻。還有，台南有一個樹屋，同樣也見證了樹木的生命力和穿透力。

肝木人也有這樣的特質，堅毅剛烈，不屈不撓，無論付出多少代價，必會完成使命，但這也是肝木人的致命傷之一。

肝經vs胃經：不同的拚勁，無敵的搭檔

肝經與胃經都是拚命完成使命的人格。

肝木人有軍人魂，堅守原則，英勇善戰，絕不投降。胃經人目標導向，為滿足個人慾望，身段較軟，手段也多，必要時會死纏爛打，只要最後能成功就好。

　　肝經人格特質搭配胃經人格特質，可說是無敵的組合。

　　例如做生意時，胃經人會說：「Let's go! 我們去開發這個市場吧。」肝木人則說：「沒問題，我先去幫你探路，把障礙先消滅掉！」

　　肝木人以其軍人魂接受任命，面對挑戰，開疆闢地，使命必達。隨後，胃經人就提著行囊去打天下。

肝臟功能之三：主風好動，開竅於目

　　觀察樹木由下向上拔伸的生長歷程，充滿衝衝衝的動態力量。風在高處流動，樹冠部的枝葉迎風搖曳，因此中醫說：「肝主風，風勝則動。」

　　肝經循行穿過頭部深處，抵達頭頂，肝氣因而能夠衝到頭上，這也是為什麼《內經》說「春氣者病在頭」，表明了肝氣有到頭的情況。

〖診間小故事〗不同的頭痛，同樣來自隱含的肝怒

〖故事一：有志不得伸展的憤恨，累積成頭痛〗
　　一位認真教學研究的老師因長期頭痛來就診，頭部疼痛處靠近頭頂，醫師在那裡發現有個疤痕，原來是兒時受傷所致，但病人完全忘記它的存在。

由於頭痛影響睡眠品質，加上也常生氣，治療之後，頭痛減輕，入睡也改善。不過只要工作壓力一來，頭部馬上爆痛，看什麼事都不順眼，莫名憤怒，造成人際關係的緊張。

後來再深入了解，才知道這位老師幾年前因為某些原因致使有志不得伸展，心裡憤恨難平，之後開始頭痛。

很明顯的，這位老師是肝經為病。

中醫說「邪之所湊，其氣必虛」，邪氣會打擊身體的弱處，在肝氣長期鬱滯之後，開始循著肝經上衝到頭，引發舊傷，導致嚴重頭痛，而且頭痛程度會隨著情緒而波動。

了解背後的故事之後，醫師開始轉換治療方式，再加入疏導肝氣的「話療」，終於見到老師展開笑顏了。

〖故事二：疏通肝氣後的笑容〗

另有一位中學男生從國中開始，腦中反覆出現幾個人格不斷嘰嘰喳喳，影響睡眠，每天早上起床頭就很痛，西醫診斷為「思覺失調」。

男孩個性內向，話不多，朋友也不多，不喜歡上學，活在自己的世界裡。一旦頭痛發作就變成另一個人，夾雜暴怒，甚至摔東西。家人不想讓孩子長期服用西藥，因此希望中醫能夠幫忙。

男孩長得瘦高，接受治療時很安靜。隨著持續就診，漸漸的，他的頭痛減緩了。與醫師建立互信之後，他還會主動分享前一天晚上某個人格說了什麼。

醫師問：「會受這些人格影響嗎？」

他想了一下說：「還……好。」

慢慢的，這些人格愈來愈少出現了，他的情緒變得較為穩定，也更願意開口跟醫師聊一些生活故事。

後來再問他會受這些人格影響嗎？他咧開嘴角自信的說不會了！同時，他的頭痛也很少發作了。

　　人類在青壯年期以前是持續的生長，生長要件之一就是身體要能夠展開。肝經從腳部一路向上，貫穿胸腹體腔，再穿過喉嚨，進入面部頭顱深處，最後衝到頭頂，這整個循行路線，都像樹木向上抽高、貫穿的型態；這種拉拔的感覺，也像是透過可延展的「筋」來運作。

　　中醫將會活動、有彈性的肌肉都稱為「筋」，就像樹幹與樹枝，而肝屬木，又是成長的領頭羊，因此肝主管筋，連同手足的指頭跟指甲也一併納管，以確保成長過程中身體各個筋都能伸展開來，才能長高長壯，靈活善動。

眼觀八方，謀略靈活

　　早年廣告詞「肝若不好，人生是黑白的」，印證肝開竅於目。很多人都有熬夜之後，眼睛乾澀痠痛的經驗。

　　樹木生長既要長高，也要照得到陽光。想像樹冠搭著一座電梯持續上升，過程中必須閃過其他樹木，以免直接相撞，還需要幫自己找到「見縫插針」的好位置，這可需要好「眼力」。人體

類比這樣的功能，所以肝開竅於目，眼睛必然長在頭上，讓我們在成長時有好眼力、高眼界。

肝開竅於目，也包含眼淚。《聖經》有段溫馨詩句：「那些流淚撒種的，必歡呼收割。那帶著種子流著淚出去撒種的，必帶著禾捆歡呼快樂地回來。」與肝主淚也相互呼應。

肝主怒，怒喊必然豪情萬丈，叫喊也有利調暢肝氣，所以心情煩悶時，去海邊喊一喊也挺好的。

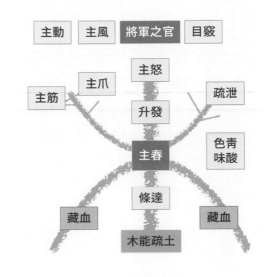

肝臟功能圖

肝身為將軍之官，眼觀八方，思緒清晰，謀略靈活，身手矯健，可看出肝木人不盡是木頭人，其實還滿靈活的，武俠小說中的許多俠客和武功高手可都是肝木人哪！

不過要特別留意，肝木人一旦惱羞成怒或失去理智，若加上本來個性較暴衝，可是會張牙舞爪，發出怒吼，甚至進行人身攻擊的！

肝臟功能之四：主藏血，攸關傳宗接代

肝臟血液非常豐富，血容量約占人體總量的14%，且參與營

養供應。中醫也認為肝藏血，尤其在靜態時，血液回到肝臟儲存並淨化，等開始活動時，部分血液再流向全身。

樹木生長需要大量的能量及養分，這些養分珍藏在樹中，一旦啟動生長，能量就會帶著養分一起向上、向外伸展。人體也是如此。肝提供生活需要的氣機如疏泄與條達，血液是重要的養分，也藏在肝中，以備不時之需。

肝木既然通於春天，也擁有「春心蕩漾」般的發情感受與表現，所以肝經與脾經、腎經一起管理生殖系統，尤其是女性的經帶胎產。

因為調控內分泌的重要部位在頭部的下視丘，肝經還加碼連結生殖器和頭頂部位，全然掌控生殖系統。

肝經連結外生殖器與骨盆腔，促進男性的性表現；肝又藏血，提升女性的孕育能力，從而完成傳宗接代重任，所以中醫說「女子以肝為先天」，點出肝經在婦科系統的重要性。想要孕育下一代的讀者可要好好照顧肝，才會有心肝寶貝。

肝經循行路線：腹胸、眼、頭頂、下肢陰面、足大趾

肝經屬足厥陰經，主要連結肝臟及互為表裡的膽腑。

肝經系統分布於與肝膽相關的胸脅部，並且連結肺臟；向上通過咽喉，分布於眼睛、嘴唇內側，再向上通到頭頂（所以宋朝大將岳飛的「怒髮衝冠」是合理的）；下行經過腹部，還特別橫向夾胃，再下到骨盆腔，特別連結外生殖器，分布在腿部陰面的中線，最後到足大趾。

肝經循行最常出現問題的部位有：

1. 胸脅：肝病患者在右側脅肋會出現瘀斑和血絲。若肝腫大，右肋骨區也會腫起，而且有壓痛感，右肩後側也會出現緊硬現象。

2. 眼睛：常出現乾澀、視力下降、血絲，甚至眼白發黃。

3. 生殖系統：如有生殖系統疾病，常會反應在下腹部恥骨和鼠蹊處。幾年前新聞曾報導，一位年輕男生因為頭部長痘瘡求醫，後來發現是睪丸癌轉移所致，這條轉移路線正是肝經。

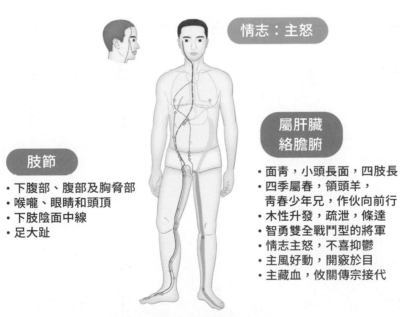

情志：主怒

屬肝臟
絡膽腑

肢節
• 下腹部、腹部及胸脅部
• 喉嚨、眼睛和頭頂
• 下肢陰面中線
• 足大趾

• 面青，小頭長面，四肢長
• 四季屬春，領頭羊，
  青春少年兄，作伙向前行
• 木性升發，疏泄，條達
• 智勇雙全戰鬥型的將軍
• 情志主怒，不喜抑鬱
• 主風好動，開竅於目
• 主藏血，攸關傳宗接代

肝經經絡及人格特質示意圖

（二）膽經的經絡人格特質

膽經的經絡人格特質為：追求公平正義的判官。

膽經的木形特質：長面色青，面相清朗，身形修長

肝膽皆屬春木，肝膽相照這組好兄弟都有才幹，屬於動腦思考的勞心型人，但個性大不同。

肝屬於陰臟，身為將軍之官，像兄長，個性衝動，面貌及身形都有領頭羊的霸氣。膽屬於陽腑，身為中正之官，甘心輔佐大哥，個性沉靜，面貌及身形都比較文青秀氣。

少陽特色：甲木為一陽，陰陽交界，半表半裡，旋轉樞紐

肝臟的陰陽屬性為「厥陰」，可以粗略解釋為陰氣將盡。

膽腑的陰陽屬性為「少陽」，又稱為「一陽」或「稚陽」，為初生的陽氣，也是溫和的升發之氣，就像植物的小苗充滿希望的新生命。

依據「天人相應」原則，肝膽屬於春季，

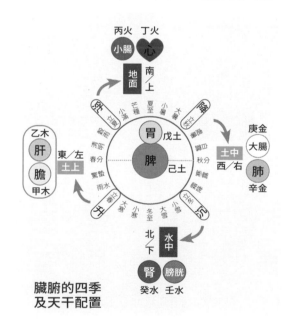

臟腑的四季
及天干配置

正是時序轉換點，具有很明顯的時間特質。

以下我們將臟腑經絡與天干、地支相配，加上經絡特色，更能了解少陽膽木的特色。

・四季及十天干：

春木爲一年之首，十天干始於甲。肝膽屬春，膽屬陽腑爲甲木，肝屬陰臟爲乙木，甲先於乙，少陽膽木成爲天干之首，具有「首發」特質。

冬季屬陰，春季屬陽。冬盡春生，少陽之氣首先啓動，溫和地推動萬物從蟄伏轉爲甦醒。暖身後再由肝的疏泄條達之氣全面帶動生長。

・十二時辰合十二地支：

膽氣旺於子時，子時從晚上11點跨日到凌晨1點，啓動新的一天的開始。

此時陰氣最重，是陽氣將生、陰盡陽生的交接點，也是太極圖中黑白交界處。

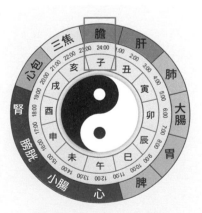

臟腑的時辰及地支配置

・膽經分布半表半裡，爲旋轉樞紐：

中醫將人體分爲前、中、後三面：

‧**前面**：是重要臟腑器官所在，爲「裡」面，屬於陰。

‧**後面**：主要是背部，是面對外界威脅時保護身體的強大組織，爲「表」面，屬於陽。

‧**側面**：是表、裡、陰、陽的界線，中醫稱爲「半表半裡」，膽經正分布於此陰陽界線。

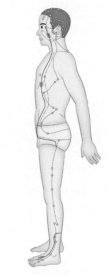

**少陽膽經
循行人體側面**

如果將身體的表面想像成一件衣服，那麼，前面的布料由胃經提供，後面的布料由膀胱經提供，縫合前後兩塊布料的工作，則由膽經擔任。

您看膽經是不是也很像外套的拉鍊呢？因此我笑稱膽經是「拉拉鍊」[13]。膽經這條拉鍊拉住身體的前後兩面，成爲身體轉動的樞紐。

凡十一臟取決於膽，維持各臟腑經絡功能正常

綜合以上介紹，膽腑的少陽特質是陰盡陽生，膽經位於陰陽交界處，是陰陽變化和身體轉動的樞紐。

俗語說「好的開始是成功的一半」，少陽膽木的春升之氣正常，就能引領所有臟腑功能啓動，因此，維持身體各臟腑經絡功

---

13 有一部美國歌舞片的中文片名是《越來越愛你》，英文原片名是 *La La Land*，唸起來很像「拉拉鍊」。

能正常，膽腑實為關鍵，這也是為什麼中醫會說「凡十一臟取決於膽」。

在情志方面，膽木的溫和可以約束肝木的暴衝。由於膽的作用，臟腑功能能維持正常，五臟所主管的情志也因而能安定，所以膽木對於身心有重要的和諧力量。

膽木人兼具陰陽特質，個性能剛能柔、能屈能伸，身段比肝木人更柔軟，善於談判、協調紛爭，在社會上黑白兩道都能擺平，很適合擔任警察和法官等職業，而且不會同流合汙，都是清官喔！

膽腑功能之一：氣機主升主降

膽木是春木，跟老大哥肝木一樣，氣機都主升發。膽木先為領頭羊肝木暖身，因為人體從陰轉陽的過程需要和緩的變化，且待身體甦醒、準備好之後，再一口氣向上向外怒放。

膽腑的重要生理功能是貯藏和排泄膽汁，中醫將膽汁另稱為「精汁」，意思是很乾淨的營養物質。

膽囊排出膽汁的過程，類似肝的「疏泄」功能。膽屬於六腑，六腑的功能以「下行」為順，膽氣也須下降，才能將膽汁注入腸道，因此膽氣也主降。

人體氣機必須有升有降，有些臟腑氣機主升，例如肝臟；有些臟腑氣機主降，例如胃腑。

氣升屬陽，氣降屬陰，臟腑當中唯膽腑氣機有升有降，陰陽並至，蘊含整體生命力。

膽腑功能之二：中正之官，決斷出焉

膽為「中正之官」，不偏不倚，公平公正，都來自膽木居於陰陽中線，氣機兼顧升降的表現。膽腑氣機雖有升降，仍以升發為主，膽木人與升清的脾母一樣，操守端正，不會自甘墮落。

膽木個性溫和，常常要幫衝動的肝木踩煞車。膽經循行到頭部，思緒清晰。肝木歷經深思謀慮之後，膽木輔助將軍之官，再以公平公正的討論分析，幫助肝木做出正確的決斷，啟動各臟腑活動，這也是「十一臟取決於膽」的另一貢獻。

有膽量膽識，寧靜致遠

膽腑所藏的膽汁是很乾淨的「精汁」，膽氣溫和，加上膽本身又是「中正之官」，因此中醫將膽評價為「清淨之腑」。膽經的特質在精神層面喜歡寧靜清淨，而精汁還能抵抗邪魔歪道的侵擾，所以膽木特質強的人，個性清白不貪，正直無私。

俗語說的「膽量」和「膽識」，也都來自於精汁的正能量，有膽量就不會畏懼，就能勇敢。中醫有一名方「溫膽湯」，專門治療膽氣虛導致的虛煩失眠或驚悸不寧。

由於十一臟功能都取決於膽，膽腑還需協助將軍做決斷，因此膽木人的心念必須沉靜且清淨，清淨自能公正，寧靜方能致遠，也才能提出正確的建議。

走筆至此，想到唐代詩人杜甫的《春夜喜雨》前四句：「好雨知時節，當春乃發生。隨風潛入夜，潤物細無聲。」還真有膽

木人的寧靜公正特質。

膽木個性比肝木溫和沉靜，以星座來比喻的話，類似天秤座，非常重視公平，對於原則的堅持甚於肝木。

膽木人最難接受不公不義的事，若情況一直無法改善，就會生怨，久怨成恨，恨中有怒，最後傷及肝。幸好膽木氣機有升有降，位於陰陽之界，只要能夠轉動念頭，調整過度的堅持，還是可以華麗轉身，從另一角度看世界。

簡單來說，膽木人就是清清白白、頭腦清楚的正義之士，

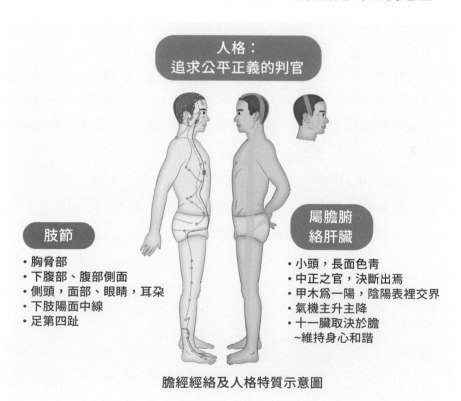

人格：
追求公平正義的判官

肢節
- 胸脅部
- 下腹部、腹部側面
- 側頭，面部、眼睛，耳朵
- 下肢陽面中線
- 足第四趾

屬膽腑
絡肝臟
- 小頭，長面色青
- 中正之官，決斷出焉
- 甲木爲一陽，陰陽表裡交界
- 氣機主升主降
- 十一臟取決於膽
  ～維持身心和諧

膽經經絡及人格特質示意圖

樂於爲公眾服務。雖然必須在陰陽界線活動，但他具有膽識與正氣，能讓自己看透人間的陰暗面而不爲所動，因此，膽木人具有友直、友諒、友多聞的特質，是可以終身信靠的良師益友。

膽經循行路線：胸脅、腹、眼、耳、下肢陽面、四趾

膽經連結膽腑和互爲表裡的肝臟，還包括心臟。

膽經系統主要分布在人體的側面，循行肝膽所在的胸脅部位，包括乳房；向上延伸到面部，分布在眼睛與耳朵到側頭部；從胸脅部下行腹部、臀部側面、腿部側面，經過腳踝，最後到足第四趾。

膽經系統位於人體側面，除了可以保護身體側面，也能協調身體的正面和背面，尤其著重於側頭部，以及肝膽所在的脅肋部位，並且協助身體轉動的結構能夠保持平衡，所以膽經也特別循行到耳朵。

肝膽出現疾病時，全身筋骨會變得僵硬、沒有彈性，還有口苦、喉嚨乾、眩暈，以及胸悶肋骨區痛、轉身不利等問題。此外，膽病還會出現灰頭土臉，面色好像沾有灰塵的狀況。

本章重點回顧

Q1：最容易受情緒勒索、分手後容易再回頭的，是哪一條經絡的人格特質？

Q2：「愛拚才會贏」是哪個臟腑的特色？

Q3：甲狀腺、乳房、卵巢、子宮接連出問題，是因為哪一條經絡都循行經過的關係？

Q4：會出現灰頭土臉，面色好像沾有灰塵的，是哪一條經絡出現異常？

Q5：如果大腸經是不得不承擔責任，為別人付出，哪一條經絡是心甘情願為別人付出？

Q6：在右側脅肋出現瘀斑和血絲，是哪個臟腑出現異常？

Q7：哪條經絡的特質是不偏不倚，像追求公平正義的判官？

Q8：堅守原則，像智勇雙全將軍的，是哪一條經絡的特質？

Q9：勇於追求，也樂於享受成果的，是哪一條經絡的特質？

Q10：有才幹，思慮多，屬於勞心型的人，是木形人？還是土形人？

A：

　　　1_脾經／2_胃／3_脾經／4_膽經／5_脾經

　　　6_肝／7_膽經／8_肝經／9_胃經／10_木形人

第四章
十二經絡人格特質（下）：水形人與協力配合者、結語

水主動，不間斷的思緒對應不斷流動的水，
依據「用進廢退」法則，
反覆思考，反應愈快，愈加聰明，
方能成為智者，
世事了然於心，不易迷惑，自有喜樂。
水形人兼具智者與勇者的正向特質。

當心腎的耗用量持續增加時，
身體也需要喘一口氣，調整腳步，再繼續前進。
這個階段很像樂曲中的休止符、對白中的沉默，
暫時的停歇，讓煩擾的身心得以沉靜。

心包與三焦的角色，
正是讓心臟減壓舒緩，協助腎臟清理通暢，
讓身心休息與轉換。
對於忙碌盲目而身心煩擾的現代人來說非常重要。

水形人：
腎經、膀胱經的經絡人格特質

水形人的特質

《內經》是這樣形容水形人的：

> 其為人，黑色，面不平，大頭，廉頤，小肩，大腹，動手足，
> 發行搖身，下尻長，背延延然。

深水的顏色是黑色，水形人皮膚黑，臉皮看似高低不平。有
人說水形人有三厚：眼皮厚、下巴厚，手背厚，所以面部不平，
頭大，下巴寬有稜角。這些厚感都不是胖，而是一種水氣充盈的
圓滿，肉厚卻不見骨，膚色黑而潤澤。

此外，他們的肩膀較小，腹部較大，臀部尾骨較長，腰背厚
實，呈現如山一般的拱形。

水形人的面部和身形都呈現上窄下寬的型態，這是對應水向
下流動的特色。水善於流動，因此他們手足好動，行走時身體會

搖晃。

《內經》又說：

不敬畏，善欺紿人，戮死。

意思是水形人腦袋靈活，反應快，若聰明使用不當，加上沒有恭敬畏懼之心，缺乏道德感，那麼很會詐欺騙人，常造成人際關係惡化，甚至官司纏身或死刑。

《內經》對水形人的負面個性頗有微詞，可能是老前輩個人經驗吧，因為水形人也有好人呀！接下來，我們參考臟腑特質來掌握水形人的個性。

兼具智者與勇者的特質

孔夫子說：「知者樂水，仁者樂山；知者動，仁者靜；知者樂，仁者壽。」又說：「知者不惑，仁者不憂，勇者不懼。」

這幾段話都表達出不同的人格特質及其影響。

山主靜，靜觀自得，脾土與其對應，仁者博愛無私，無需憂慮，故能長壽。

水主動，腎水與其對應，故腎主腦髓與學習記憶。善於思考者，其不間斷的思緒對應不斷流動的水，依據「用進廢退」法則，反覆思考，反應愈快，愈加聰明，方能成為智者，世事了然於心，不易迷惑，自有喜樂。

腎主管恐懼，一旦神志安定，就不會陷入無名的恐懼，因此

勇者不懼。雖然腎主水，主管黑色與恐懼，但水形人還是兼具智者與勇者的正向特質。

　　與水形人相對應的，是**足少陰腎經**跟**足太陽膀胱經**。這兩條經絡互相連結腎臟與膀胱，屬於足經，分布在下肢陰面／陽面的後線。

（一）腎經的經絡人格特質

　　腎經的經絡人格特質為：先天之本，生命寶庫，雙重特質，流動與藏納，意志力強，情志主恐。

腎經的水形特質之一：色黑，身形上窄下寬

・土下之水深沉神祕，色黑：

　　腎主水，與膀胱一起負責身體的泌尿系統。

　　水在淺處與深處的顏色不同，淺處色青綠，深處色青黑。腎臟所管者屬於深水，色黑神祕，因此腎經人皮膚偏黑，腎病患者的膚色則黑暗無光澤。

・水性趨下，腰為腎之府，身形上窄下寬：

　　以大自然的概念來看，腎水類似地下水，位於看不到的土壤下方。水性流動向下行，因此腎經人的整體身形上窄下寬，宛如水流趨下的型態。

再加上腎臟位於腰背部，即身體下半部偏後側的位置，中醫認為「腰為腎之府」，因此，腎水特質強的腎經人腰背厚實，尾骨偏長，個性也比較低調神祕，宛如入定老僧般不動聲色，深沉內斂。

由是之故，中醫常說腎水具有兩個特質：

1. 水性的善於流動。

2. 色黑。

腎經的水形特質之二：主藏與納，能讓生命Reset

腎主冬，冬季的五行屬水。

相對於秋天主收穫，冬天則是封藏穀物的季節，許多動物也將自己吃得胖胖的，以便儲存養分來冬眠。

腎通於冬，也具有**藏**、**納**特質，尤其**存藏**人體最棒的「**精**」華，並**收納**從肺吸進來的氧「**氣**」。

水能洗滌萬物，使之恢復原貌，而冬盡春來又開啟新的一年，因此，腎臟也具有轉動、預備重新開始的特質——讓生命Reset，除舊布新，展開新象。

腎臟功能之一：守護生命寶藏，藏精納氣，陰陽具足

中醫的天人相應哲學，在腎經系統最為明顯。

人是天地的孩子，腎臟是生命的種子。在人體裡，有三個部位長得像種子：頭腦、腎臟，還有足掌。

五臟之中，唯有腎臟功能貫穿了從**生命最開端**到**生命最終階**

<u>段</u>所有的活動與記憶，因此，我們可以從生命開始階段來了解中醫的腎臟觀。

腎主水，中醫所說的腎不僅是泌尿器官。

植物的種子位於地面之下，接受水與土的滋養。腎水就像土壤下流動的水，讓在土壤中等待發芽的種子也能得到水分的滋養。

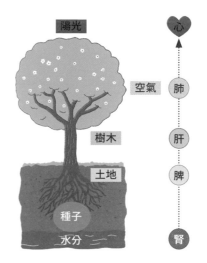

生命寶藏的守門人──主藏精，回春祕訣

腎屬冬季，主要功能之一是類似冬藏的「藏精」，珍藏來自先天和後續生命成長過程所需的各類物質。

先天物質，是指腎藏有來自父母親的遺傳物質如DNA。腎就像植物的種子，包含著未來生長的藍圖。當媽媽體內出現受精卵時，藏在受精卵中的小小腎臟（包含DNA）立馬啟動功能，推動胚胎成長發育，所以中醫說腎為「先天之本」。

生長藍圖宛如藏寶圖，所以腎藏有生命寶藏，也兼寶藏守門人。腎所藏的「精」，在成年後會再傳給下一代，代代相傳，成為家族特色。因此，腎與生殖系統相關。

例如，婦科的經帶胎產，腎特別與胎兒的穩定度有關。腎強和脾穩，懷孕時比較不會胎動不安，也會減少流產或安胎的機率。還有，男性的精蟲品質也與腎有關。男性最怕聽到「敗

腎」，因為那暗示性功能出問題。

由此可知，想要有強健的下一代，父母雙方都必須及早護腎與生育，以免腎臟老化，胎兒出現遺傳性疾病的機率相對提高。

腎臟是最後老化的臟腑，與老化密切相關

人體依據五行相生的關係，在50歲開始，依著四季搭配五臟的順序開始老化，每十年就有一臟進入衰退期：

50歲，肝氣衰（屬木），類似春季。

60歲，心氣衰（屬火），類似夏季。

70歲，脾氣虛（屬土），類似長夏。

80歲，肺氣衰（屬金），類似秋季。

90歲，腎氣焦（屬水），類似冬季。[14]

生命走過春夏秋冬，最後為冬藏，進入至深的水中，而此水也是生命的源頭。

腎臟是最後老化的臟腑，因此與老化密切相關，可說是生命最後一道防線。只要守住這條防線，就可以老而不衰，甚至老當益壯。

反之，中醫有「久病及腎」說法，一旦腎功能完全衰敗，生

14《內經》透過一段以「十」為基數的生命歷程，描述人體的衰老：

　　五十歲，肝氣始衰，肝葉始薄，膽汁始減，目始不明；六十歲，心氣始衰，若憂悲，血氣懈惰，故好臥；七十歲，脾氣虛，皮膚枯；八十歲，肺氣衰，魄離，故言善誤；九十歲，腎氣焦，四藏經脈空虛；百歲，五藏皆虛，神氣皆去，形骸獨居而終矣。

　　詳見《經絡解密》卷六——腎經。

命就結束了，所以腎的照護不能等到生病末期，一定要在平時就照顧好，這是養生的關鍵。如果等到生命最後再拚搏，那個力道是來自後天之本的脾胃，但因先天之本已經無能為力，生命底線已然陷落，此時即使想拚搏也無法過關。

生命歷程的生老病死，除了生與死是必經之路，老與病是可以避免的，因此中醫自古以來就非常注重護腎來養生與善終，因為腎經就是「回春祕訣」呀！

先天之本，陰陽具足，陰陽合體的雙面屬性

在受精卵階段，性別未明，陰陽具足，即使後來性別已分，我們體內仍保有陰陽合體的「全有」狀態，這種內在的飽滿感會陪伴我們一生。

脾胃為後天之本，脾母的飽足幸福感，除了來自於本身的簍子結構之外，還需要後天的營養及環境來滋養。

腎臟為先天之本，其內在的飽滿感是隨著生命而來的，屬於天生，毋需外求，而且不會損耗，只要記得時時回到那個藏精的安全角落——位於骨盆腔的「關元命門區」，透過靜坐等方式就能自行存取。

中醫將人體物質分為陰與

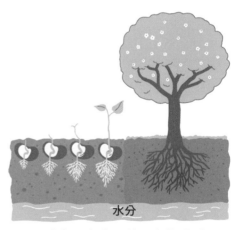

水分

腎為先天之本，其內在飽滿感，
是隨著生命初始而來的。

陽，腎藏「精」，所藏的是生命最重要的陰性與陽性物質。

陰性物質，中醫稱為「腎陰」或「元陰」。腎陰是全身之陰的來源，又稱為「真水」。

陽性物質，中醫稱為「腎陽」與「元陽」。腎陽是全身之陽的來源，又稱為「真火」。

現代醫學的自律神經包括交感神經與副交感神經，交感神經類似加油，讓人亢奮；副交感神經類似煞車，讓人放鬆。人體大部分器官都受到這兩者的雙重支配，這也類似中醫的「陽」與「陰」特性。

同時藏有水與火屬性，內在飽滿，脫胎換骨

腎臟是唯一藏有水與火兩種屬性物質的臟腑，擁有自給自足的圓滿感，也具有太極圖上轉動陰陽的能力。擁有如此能量的人能自我掌握人生，時時有轉圜機會。

此外，胚胎與骨頭皆屬腎臟所管理，腎完全符合「脫胎換骨」特質，因而能讓生命重新來過。

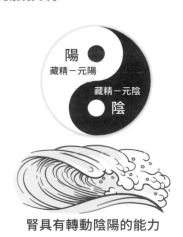

腎具有轉動陰陽的能力

腎間動氣推動胚胎發育，輸送精華給臟腑

前面介紹過，小小的腎臟能夠推動胚胎的成長發育，這股力量，中醫稱為「腎間動氣」。

腎存有最精華的物質，透過「腎間動氣」輸送給五臟六腑，因此「腎間動氣」是生命、呼吸、臟腑和經脈四大要素的根本。

腎主黑色，又屬於水，本應往下流，但由於有「腎間動氣」這股向上成長的衝力，因而能讓腎經人意志堅定，保有堅持不懈的行動力與幹勁。

腎雖主藏精，卻不是守財奴，會透過腎間動氣來輸送給五臟六腑，由此又可見腎的雙重特質：**儲藏**與**輸送**。腎經人善於存錢，同時也樂善好施，是默默資助他人的好心人士。

腎間動氣藏於關元命門區（丹田區）

腎臟為了安全，藏精之處有三窟：

1. 腎臟。

2. 腦部和脊椎。

3. 俗稱「丹田」的「關元命門區」。

腎間動氣則將腎精轉化為行動力，是身體生命之氣的源頭，貫穿生命所有歷程。

腎間動氣存放在肚臍下方骨盆腔，位於俗稱「丹田區」的3D結構之中。此區由下腹部任脈的「關元穴」，以及腰椎督脈的「命門穴」連結而形成，我稱之為「關元命門區」。光看名字，就知道它能將生命元氣關住、守住，是元陰、元陽所藏處，腎間動氣也安住於此，以便於轉化腎精。

關元命門區不僅位於任督二脈之間，腎經也通過這裡，是腎臟功能反應區之一。當我們靜坐時，下腹部常出現的氣動感、溫

熱感等，都來自於腎間動氣。許多傳統武術、氣功或舞蹈，也常會要求從尾閭處發勁，其實尾閭處就位於關元命門區，而所發之勁，正是腎間動氣。[15]

當我們覺得自己被掏空，莫名恐懼、灰心，想放棄努力，頭部昏沉，「腰為腎之府」，腰背酸痛，腎主骨髓，骨頭酸軟……等，這些症狀都是腎虛之證。這時，只要記得讓自己回到這個充滿腎精能量的關元命門區，就能充飽電力，重新出發。

關元命門區讓腎納氣，保持呼吸順暢

呼吸是肺臟的主要任務，中醫觀察肺吸進來的氧氣不僅供應全身器官，還必須進到關元命門區，讓腎納入這股清新之氣，提供腎間動氣源源不絕的能量。

腎主納氣，因而成為呼吸氣機的根，也因此中醫前輩說：「肺為氣之主，腎為氣之根。」還說：「肺主出氣，腎主納氣，陰陽相交，呼吸乃和。」

肺呼吸進出的氣抵達關元命門區，氣機有根，就會深長順暢，讓人胸口開闊，神清氣爽，頭腦清楚，身體輕盈。臨床常見到的氣喘，呼吸淺短，多數都是腎無法納氣所致。

關元命門區接納與藏愛，是生命的聚寶盆

關元命門區是腎藏精與納氣之處，腎間動氣也安住於此，

---

15 詳細內容請參考《經絡解密》卷六——腎經。

可說是為生命的聚寶盆：有多氣的存藏功能，也有水液的流動功能，藏與出的雙向活動，讓生命有飽滿的根本與流動的能量，也能維持情志的穩定和諧，因此大家都非常重視此區的保健。

被愛與接納是生命最深的渴望，生命的根源是父親母親的愛相結合，人類心靈最精華者也是愛，愛是宇宙永恆不變的能量。

腎藏精，也藏愛；腎能納氣，也能接納全部的自己。充滿被愛與接納能量的關元命門區，珍藏了父母親賜予我們的生命禮物，是我們生命深處充盈飽滿的聚寶盆，讓我們面對生命時能充滿喜悅，面對死亡時也能無懼與圓滿。

陰陽循環——腎腎不息的生命種子主義

當我們看透冬盡春來，就知道冬天不是四季的盡頭；當我們了解死而後生，也會知道死亡不是生命的盡頭，穿透死亡的迷霧時也才不會畏懼死亡。

誠如《聖經》所說：「一粒麥子不落在地裡死了，仍舊是一粒；若是死了，就結出許多子粒來。」

一顆麥子落地入土才有新生命，生與死就像太極圖中陰與陽無盡的循環，都藏有生生不息的能量，這就是「腎腎不息」的生命種子主義，都是自然的循環。

腎臟功能之二：情志主恐，味鹹

胎兒在媽媽肚子裡時，漂浮在羊水之中，一片黑漆漆，加上生命來自於水，故腎主水，又主黑色。海水的味道是鹹味，五味

當中，腎主鹹味，所以吃過鹹的食物會傷腎，還會出現腰痠、口乾舌燥、小便有泡泡……等症狀。

早期的生命記憶都持續存在我們的腦海中，如腎主水，有些小嬰兒放入水中就會自己游泳。又如腎主黑與恐懼，我們在黑暗中本能就會恐懼，所以由腎臟妥善管理恐懼情志。

恐懼不全然是壞事，反而會讓人更謹慎。例如面對爐火，若毫無所懼地用手去接觸，會讓自己燒燙傷，因此父母親常會叮囑童孩要小心火燭，還有過馬路要看車等，全都是因為恐懼，希望孩子多加注意，確保安全。

以情治情，克服恐懼與恐慌

由於腎與老化有密切關係，人進中老年之後，腎臟功能也逐漸退化，當腎氣虛，無法妥善管理恐懼時，就會出現莫名的恐慌，這也是我們臨床常常遇到的現象，這時「補腎」是治療重點。

除了補腎，也能「以情治情」來自我調節恐慌。例如，土制水，脾土主思慮，善於思考周詳，評估環境，只要了解情況，知道因應方法，就能減少恐懼。最忌諱落入惡性循環：因為恐慌而不能思考，又因為不能思考而繼續恐慌，並且恐慌持續加重，導致最後完全無法思考。切記切記！

恐懼是隨生命早期經驗而來的情志，人類長期被各類恐懼勒索，產生各種憤怒、妒恨，甚至引發戰爭，歸咎其最深沉的原因，多數來自於無名無知的恐懼。

中醫如何思考這個生命課題？其實我們可以鼓舞自我勇敢的！

首先，身體內在的飽滿感會讓勇者無懼，建議可以時時回到下腹部關元命門區充電，與其同在。

其次，心是愛的表現，腎主接納。透過伸展心經與腎經，多吃紅色與黑色食物，多深層呼吸等，這些方法中醫稱爲「心腎相交」，都能幫助我們照顧好心臟與腎臟，找回被愛與接納的感覺。

由於腎主恐，腎經人行事謹愼，與人慢熟，寡言，說話速度比較慢，講一句話要想很久，字字斟酌，因此面對腎經人要有耐心。反觀屬火的心經人擁有三寸不爛之舌，有時腦袋還沒想清楚，話語已經衝口而出了。

腎臟功能之三：骨架好支撐，頭腦好壯壯，主齒與髮

脊椎骨與腦部是胚胎早期就發育的組織。

脊椎發育讓身體有骨架可撐開，後續發育的臟腑在體內安然成長。腦部發育頭面五官也才能持續發育。

脊椎骨與頭腦都是骨性結構，要夠堅硬，才能成爲身體棟樑。保養得宜的腎經人天生有架勢，走路挺拔，英姿煥發。

腎爲先天之本，只要是早期發育的組織都歸腎管，因此腎主管骨頭和骨髓，也包括腦髓（腦部軟組織）。

牙齒與骨頭的結構一樣，而頭髮長在頭皮上，因此牙齒與頭髮也都歸腎管。

腎藏精，也存有許多生命故事和祕密，所以腎也管理牙齒和耳朵。記得小時候常被叮嚀「囝仔郎有耳無嘴」，原來，大人希望我們做個只聽而不會傳話、口風很緊的腎經人啊！

腎經早衰，華髮早生

唐朝詩人韓愈在《祭十二郎文》中寫道：「吾年未四十，而視茫茫，而髮蒼蒼，而齒牙動搖。」

肝開竅於目，腎主髮與齒，韓愈先生這幾句話呈現的是典型肝腎虛弱之證。只是他年未四十，竟出現半百才有的病態，屬於早衰之人。

筆者因家族遺傳也是華髮早生，俗稱「少年白」，只要埋首寫書或用腦過度，白髮就會明顯增加，深深體會過度用腦會損及腎精而白髮叢生。

腎主骨，支撐人體骨架，也管理牙齒和耳朵

理論上多吃黑芝麻等黑色食物有助改善，但個人生性散漫，加上長期用腦，未積極治療，因此就頂著一頭白髮走天下啦！

腎臟功能之四：藏志與誌，主管IQ、潛意識與本能

腎之所以是「作強之官，伎巧出焉」，主要是因腎主骨與腦。

腎主骨——作強之官的陽剛特質

腎主骨，包括全身的骨頭與骨髓，它們在體表可以建構出強健的形體，因此腎臟是人體房舍的建築師，讓人有強壯的骨架和

體格，就像一個國家裡負責建築營造的「作強之官」，也呈現腎經人的身形，以及個性剛強的陽性特質。

腎主骨，也藏志，有骨氣，意志力強，不諂不媚，不附於流俗，富貴也不能移。知識份子重視高風亮節的風骨，如宋末大將文天祥被俘，以浩然正氣抵擋各種脅迫與利誘，寧死不屈，在獄中寫下《正氣歌》，可說是最強的風骨代表。猶記學生時代讀到末段的「哲人日已遠，典型在夙昔，風簷展書讀，古道照顏色」，深深感動。

還有，傳說故事中的王寶釧為了等候丈夫，苦守寒窯十八年不變節，應該也是腎經人格特質超強，才能沉得住氣，咬牙守住信念，以絕不放棄的意志力，完成這種不可能的任務。

腎經人的堅持很像抓著一把老骨頭跟你拚到底，也是生命力強的人，但跟胃經比起來還差一點，差別在於：胃經人多氣多血，體格與慾望都很強壯；腎經人儘管意志力堅強，但體格沒有那麼強壯。

以疾病癒後來說，胃經人整體的生命力也勝過腎經人。因此，提醒腎經人運用意志力時，千萬要適可而止，因為自身的體格沒那麼強健，過度堅持的意志力反而會拖累身體。

腎主腦髓——藏志而成事，藏誌而成智

腎藏志，這個「志」有兩個層面：

• 處事的意志力：

腎所主的骨頭是身體最堅硬的物質，這個特性呈現在腎經人爲人處事態度上──堅毅永不放棄的**意志力**。這是發自內心的力量，非常強大，且由自己主導，有志者事竟成，和大腸經爲人作嫁而咬緊牙關的表現截然不同。

　　腎是先天之本，固守根本，讓生命有根，安住而不恐慌，如果有人說：「我覺得應該沒有救了，我不想拚了！」那就代表腎已經自我放棄了。

・學習的誌記力：

　　《內經》說「骨者髓之府」，骨髓藏在骨頭之內，腎又藏著骨髓之氣，上通於腦，腦內充滿腦髓，中醫稱之爲「髓海」。

　　腎所主的腦部，主要與學習記憶有關，也就是**誌記力**，我稱爲「**學習之腦**」，類似現代的IQ（智商），所以「誌」又可進階到「智」。

　　心主神志，也與腦部有關，我稱爲「**神志之腦**」，類似現代的EQ（情緒智商），主要處理複雜的人際關係。

伎巧出焉的職人精神

　　胚胎時期，腦部開始發育，透過先天物質的作用，一個人的本性與本能逐漸形成。出生之後，透過後天反覆學習與記憶，會逐步誌記，存入「學習之腦」的深層記憶區，類似潛意識。

　　人類本來就有學習本能，「學習之腦」愈用愈靈光，透過反覆學習與記憶，熟能生巧，累積更多本能，而且可以隨時召

回，這就是「伎巧出焉」。

以騎腳踏車為例，早年學會騎車，歷經多年之後，再騎上車，只要稍微適應一下，找回過去的感覺，就可以操控上路，此時騎車已經成為一種本能。

「伎巧出焉」需要專注，不斷精進學習，累積經驗，去蕪存菁，方能成為高度專業素養、一生懸命的「職人」。「伎巧出焉」呈現腎經人溫柔細膩的陰性特質。

腎主骨造就作強之官的陽性特質，保護了腎主髓而產生伎巧的陰性特質。「作強之官，伎巧出焉」，再度呈現腎藏陰陽、剛柔相濟的雙面特質。

每個人的生命都兼具男性與女性特質，剛柔並濟才是正常的生命狀態，所以男性也能溫柔，女性也能剛強，毋需自我設限。

脊椎與腦部為「腎精寶盒」

脊椎與腦部也是腎藏精之處，屬於密閉空間，我稱之為「腎精寶盒」，千萬要保護好，絕對不要損傷。如果因為如腦中風等內在因素而受損，或因車禍等外在因素而導致脊髓損傷，都是很大的災難。

〖診間小故事〗腎氣足，精神好

一位四十餘歲男性由太太陪伴就診，太太突然抱怨先生老是以「身體虛弱加上腎精很珍貴」為由，不與太太行房。

醫師望著先生尷尬無奈的表情，加上把脈時確實察覺有因

腎虛而導致缺乏做事的幹勁，於是跟病人說：「這次開藥會加強補腎，讓你勇猛前進喔！」

下次回診，太太沒再抱怨此事，反而擔心先生一直想在下班後去進修，身體會過度勞累。原來，先生吃了上回補腎的藥方後，精神振奮，超級有學習意願。

這就是「伎巧出焉」的展現。

心靈的傷，身體會記住；身體的傷，心靈也會記住

樹木有年輪記錄所有歷程，身體也將生命歷程記錄在腎的深層意識之中，成爲記憶。腎宛如電腦的儲存裝置，年輕時腎很健康，容量很大，可以寫入許多事情。隨著年紀增長，腎開始退化，加上過去已存的記憶，容量幾乎用盡，因此近期記憶難以存入。很多長輩們記得早年事，卻記不得今日事，道理在此。

《心靈的傷，身體會記住》[16]這本書從越戰後患有「創傷後症候群」（PTSD）的傷兵開始談起，探討創傷與大腦、心靈、身體與記憶，非常值得參考。

心靈創傷會重塑人的大腦，在身體和大腦裡留下印痕。中醫認爲創傷並沒有那麼容易過去，只是我們必須面對日常生活，因而必須把創傷壓下去。壓在哪裡？壓在腎所屬的深層記憶。

若要撫平傷痕，心藏神，腎藏志，神志要恢復平穩，需要心

16《心靈的傷，身體會記住》（*The Body Keeps the Score*），大家出版，2017。.

腎通力合作，中醫就有同時調理心腎的藥方。

　　或許有人會感到好奇：「身體的傷，心靈也會記住嗎？」當然呀！以作者個人經歷為例：我的下巴有一道疤痕，記得是很小的時候在學校盪鞦韆，被一個小女生從後面推了一把，摔下來時撞傷下巴造成的。在那之後，我就有點懼高症，爬到太高處都很不自在。成長歲月中很少注意到這個疤痕，但心靈裡深深記得這個恐怖歷程。

心腎的結構連動關係，以及創傷後症候群

　　心與腎之間，透過經絡而有結構上的連動關係。當一個人壓力過大，長期抑鬱，第一個會影響到心肺所管的呼吸跟心跳；第二個會影響到身體結構。這個結構在哪裡？

　　心主神志，腎主藏志，會誌記各種情緒和經驗在腎。當我們的心感受到創傷的時候，我們的腎會記憶這個創傷，所以心有感受，腎做成記憶。

　　前面介紹過腎藏精之處有三窟，其中腦部、脊椎和骨盆腔的關元命門區都有充足空間儲存記憶。心裡的傷會透過腎經，沿著骨盆腔、脊椎，最後進入腦部記錄下來。所以有嚴重心理創傷的人，頭部、脊椎和骨盆腔這三個相連的結構也會出現問題，例如頭皮腫緊、脊椎側彎、骨盆腔緊硬或傾斜等。

　　看到這裡，想必又有人會想問：「中醫可以治療創傷後症候群嗎？」

　　應該可以。因為我們的脈絡很清楚，知道問題出在心腎，尤

其那些記憶被深深鎖在腎這個地方。只要把那個刻骨銘的心腎打開，讓這個記憶可以流動，就有機會轉動人生，重啟不同的生命滾輪。

腎臟功能之五：開竅於耳，開啟順風耳，活動會平衡

胚胎時期的感覺主要是聽覺發揮作用，可以接收胎教音樂和父母親的言語，所以腎開竅於耳。聽力是最早開始、最晚結束的功能，符合腎臟貫穿整個生命的特色。

出生之後，嬰兒從跌跌撞撞中慢慢學會了站立、旋轉與追趕跑跳碰，這些動作的平衡一方面依賴身體結構，另一方面依賴耳內的半規管，這也和腎主骨又開竅於耳有關。

腎經以螺旋狀貫穿脊椎，提供身體維持平衡的結構；腎開竅於耳，負責聽力與活動平衡。有趣的是脊椎與耳朵形成了類似竹蜻蜓的結構，也顯現出旋轉平衡的特色。

有關聽力與平衡問題，《內經》早說過：「髓海不足則腦轉耳鳴。」腦部軟組織不足的原因可能是耗用過度或老化，一旦髓海不足，就容易出現眩暈與耳鳴之證。中醫的觀察夠厲害吧！

耳朵是腎竅，因此臨床上我們常觀察耳朵結構的變化，來掌握聽力與平衡功能，自古以來也有揉捏耳朵的養生保健法。

心屬火，腎屬水，水火平衡，神志也就能平衡

心與腎常常相輔相成，但人格特質有著天壤之別。

心是舞台上的super star，屬火，是往上走的天，光明外

顯，跟 EQ（情商）有關係。

腎屬水，在地下面的水，較黑暗沉潛，跟整個記憶力、IQ（智商）較有關係。

心腎是兩種相對的特質，中醫卻一直強調心腎要相交，因為人在社會上有時要盡情展現光芒，有時需要沉潛。

心和腎是彼此的根：腎為心之根，心也為腎之根，如果水火之間達到平衡，心藏神，腎藏志，神志也能平衡。

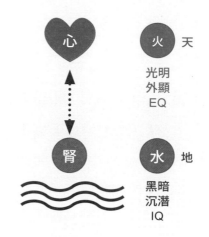

腎經循行路線：腰背、腹胸、喉、下肢陰面、足底

腎經屬足少陰經，主要連結腎臟，以及互為表裡的膀胱。

腎是先天之本，必須輸送養分給其他臟腑，所以其經絡還通過肝臟、肺臟與心臟。

腎經的循行部位包括腎臟所在的腰背部，並且以螺旋型態貫穿脊椎；向前到膀胱所在的骨盆腔，向上到肝肺心三臟所在的腹部與胸脅部；再向上通過咽喉到舌根；下行經過生殖器，沿著腿部的陰面後線，最後到足底。

前面提過，頭腦、腎臟與足掌都長得像種子，而這三個部位，腎經都有經過，因此這三個部位都能反映腎臟問題。

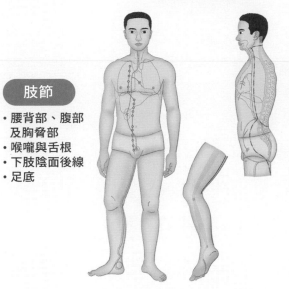

情志：主恐

屬腎臟
絡膀胱

肢節

- 腰背部、腹部
  及胸脅部
- 喉嚨與舌根
- 下肢陰面後線
- 足底

- 生命寶藏的守門人
- 主水，四季屬冬，黑色，
  大頭，寬下巴，
  小肩大腹，腰背厚長
- 主藏精納氣，先天之本，
  陰陽具足，內在飽滿，
  脫胎換骨
- 情志主恐，味鹹
- 主骨與髓，齒與髮
- 作強之官，伎巧出焉
- 藏志與誌，主管IQ
- 開竅於耳，活動會平衡

腎經經絡及人格特質示意圖

　　足底湧泉穴是人體最低的穴位，也是常用的保健穴位，可以用來接地氣，是腎經之氣的起始點。中醫的保健原則是頭冷腳熱，因此維持湧泉穴的氣血循環與溫暖非常重要。

　　腎經其他常出現問題的循行部位還包括：足跟、內踝、腰部、脊椎及咽喉舌根，這些部位都會反應腎臟功能問題。例如足跟痛、腳踝水腫、腰部痠痛。還有咽喉與舌根的問題雖然與吞嚥、呼吸和言語功能有關，但腎經也參與其中。

腎主藏精，腎經是串連三寶盒的生命線

整體而言，腎為了分散風險，將所藏之精存放在以下三個不同的位置：

1. **腎精寶盒**：存放在脊椎與腦部。
2. **生命寶藏**：存放在腎臟。
3. **生命聚寶盆**：存放在關元命門區。

腎經通過這三個藏精部位，將之串連成為重要的生命線，掌握了腎經系統，也掌握了生命之源。[17]

〖經絡小劇場〗胃心腎三經身處賭場之特性

現在，讓我們透過以下情境來進一步認識胃經、心經、腎經三者的特性。

胃經、心經跟腎經三個好朋友一起去賭場。

心經是手經，個性浮誇，手上戴很多大戒指，很愛現。他含著金湯匙出生，好大喜功，耳根子很軟，重面子，好揮霍，旁邊坐了很多美女，他只管吆喝給誰好吃的、好喝的，然後錢就這樣一直揮霍出去。

心經人的特質就是坐在那裡，手不停地揮，因為心經只有

---

17 詳細循行路線請參考《經絡解密》卷六——腎經。

到手，沒有到腳，所以他不會移動，就坐在那兒手一直揮……

胃經是足經，是腳踏實地的經絡，白手起家，很務實，會估算這個錢到底應不應該押這裡。

胃經人很聰明，頭腦壯壯，他用腦袋去計算押注的勝算有多少。他重面子又重裡子，該出手時會出手，但不該出手時，不會像心經這麼浮誇亂下注。

腎經人穿了一件黑色風衣，帶點神祕感。腎經也是足經，坐在椅子上，深藏不露，只有腳動，讓大家看不透他的想法。

他話不多，也不曉得帶了多少錢，沒有人知道他的底。他也不會輕易下賭注，具有謹慎保守、內斂護中固本的特質。

三條經絡，三種不同的人格特質，包括經絡的循行也有影響：胃經、腎經走在腳，腳下做功夫；心經在手，手揮來揮去，指使大家。

其實我們每個人身上都有這些特質，只是因應不同情境、不同時候，調動的經絡會不一樣。

（二）膀胱經的經絡人格特質

膀胱經的經絡人格特質爲：低調的任務型防護者，爲了保護腎經腎精而強大。

膀胱與腎臟互爲表裡，五行屬水，五色屬黑。

腎臟身爲生命寶庫守門人，財不露白，所以深藏體內，低調沉潛。每個寶庫外面還是需要強壯的防護機制，以確保安全。與腎經相表裡的膀胱經因此變得強大，以承擔保護腎精與腎經的重責，並代替腎經完成許多任務。

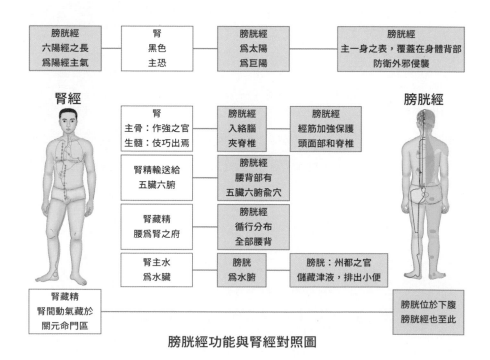

膀胱經功能與腎經對照圖

了解這個身體祕密之後，就會明白：膀胱經的各項特質，都與腎經綁在一起。

膀胱經的水形特質

從水形人的特質來看，膀胱經人的膚色也偏黑，加上主管身體大筋，是人體最長最厚實的經絡，因此腰背部很寬闊，肌肉結實，比腎經人更魁梧。

膀胱經人耳聰目明，身手矯健。小腸經跟膀胱經同屬太陽經，都很適合當運動員。胃經也很適合，但三條經絡運用的特質不太一樣。

水腑膀胱的功能

主一身之表與諸陽主氣

膀胱經為了覆蓋腎經，全面分布在身體的後側表面，尤其在腰背部分布得綿綿密密，形成銅牆鐵壁，承擔護衛一身之表的工作，抵禦各種邪氣入侵，因而也成為人體最長的經絡系統。

腎藏陰與陽，而膀胱經是陽經，腎特別提供充足的陽氣給膀胱，讓它成為「太陽經」，成為六條陽經的隊長。

太陽經也有太陽照耀大地的無私精神，將陽氣分配給其他經絡，即「諸陽主氣」之意。[18]

---

18 詳細內容請參考《經絡解密》卷五──膀胱經。

膀胱經如太陽般張揚炫耀的外顯特質，與腎的深沉低調截然不同，唯有太陽般的陽光閃耀與超高能力，才足以讓小賊們望之卻步，完成保護腎精的特殊任務。

膀胱為州都之官，津液藏焉，氣化則能出矣

《內經》如此說明膀胱的功能特色：

膀胱者，州都之官，津液藏焉，氣化則能出。

《內經》還有另一段具動態的文字描述膀胱的功能：

飲入於胃，游溢精氣，上輸於脾，脾氣散精，上歸於肺，通調水道，下輸膀胱，水精四布，五經並行。

意思是水飲進入胃，經過脾與肺的作用，通調水道，下輸到膀胱，讓水精可以敷布至全身。由此可見，中醫對於膀胱的見解不僅是排尿器官，還有更重要的功能與意義。

膀胱為「州都之官」。所謂「州都」，是指建築在河邊且有城牆防洪的重要城市，因此，膀胱負責全身水液代謝任務，主管津液的氣化轉化、貯藏與排出，是水液代謝最後的階段，在腎臟的主導下，完成貯存尿液和排尿工作。也因為膀胱主水，又屬太陽，因而也有水火雙重特質。

從情志方面來說，膀胱為腎排毒，亦即協助腎臟排解過度壓

力與恐懼情緒，常保腎精的精純，以及腎間動氣的活力。

堅守崗位，專注守護生命寶庫

膀胱經心甘情願全然爲腎經付出，幾乎沒有自己的特色，這是因爲膀胱經人很清楚自己的出身。若不是因應腎經的需求，膀胱就只是一個泌尿器官而已，不會有現在的榮景。

膀胱經人認分也認眞，頭腦清楚，不會迷失在對外時的陽光燦爛。他們堅守崗位，照護一身的表氣與陽氣。

膀胱經主管大筋，因而也兼具腎主骨的堅持風格，筋骨相

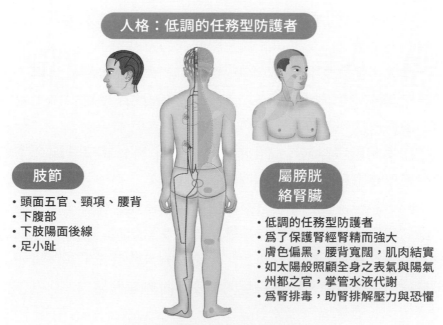

人格：低調的任務型防護者

肢節
・頭面五官、頸項、腰背
・下腹部
・下肢陽面後線
・足小趾

屬膀胱絡腎臟
・低調的任務型防護者
・爲了保護腎經腎精而強大
・膚色偏黑，腰背寬闊，肌肉結實
・如太陽般照顧全身之表氣與陽氣
・州都之官，掌管水液代謝
・爲腎排毒，助腎排解壓力與恐懼

膀胱經經絡及人格特質示意圖

依，堅定心志，與腎共枯榮。這份忠心讓腎得以安心，毋需恐懼，而能專注於守護生命寶庫。

膀胱經循行路線：頭面、腰背、腹，下肢陽面，小趾

膀胱經屬於足太陽經，主要連結膀胱，以及與膀胱互為表裡的腎臟，還有心臟。

正如前面所提，膀胱經所做所為都是為了腎經，因此經絡分布也包覆藏精所藏之處：腎臟、腦部和脊椎，以及關元命門區。其循行通過頭面部、腰背部，還進入下腹部連結腎臟與膀胱；從臀部經尾骨，下行通過大腿與小腿後側，最後抵達足小趾。

膀胱經這厲害的經絡竟然連結到腳小趾，與心經連結手小指有異曲同工之妙，都是功能強大卻低調的特質。

此外，膀胱經還特別分布到面部五官。這個路線記錄了人類演化過程中的爬蟲類身影。膀胱經也因此成為看得遠、聞得到、聽得清的聰明經絡。

如果膀胱藏津液、氣化的功能失常，易有頻尿、尿失禁問題，不但會影響生活品質，也會危害健康。

此外，膀胱經的循行路線很長，但都是為人作嫁，所以循行路線上的異常反應，多數都不是膀胱本身的問題。例如，頭部筋緊，可能與腎管的髓海有關；背部的五臟六腑俞穴壓痛，可能與該臟腑的功能有關。這是膀胱經與眾不同的地方。

爲心腎特設的專屬協力配合者：
心包經、三焦經的經絡人格特質

　　心包經和三焦經是爲心腎特設的協力配合者，它們沒有特定相配的五行和具體形態，也沒有明顯的特質。

　　爲什麼會這樣呢？

心包和三焦的出身

　　就身體功能來說，五臟已經有互爲表裡的麻吉腑，如心臟配小腸腑，肝臟配膽腑……等，理論上五臟配五腑就足夠了。

　　《黃帝內經》記載的經絡有十二條，但在更早期的馬王堆漢墓醫書中，有關經絡穴位的《足臂十一脈灸經》、《陰陽十一脈灸經》，只介紹十一條經脈，大家常說的五臟六腑，正是在五臟五腑基礎之上，再加上三焦腑，還沒納入心包。

　　人類從簡單的細胞逐步演化到目前的複雜型態，身體有記錄過去遺跡的感性，例如膀胱經在頭面部的循行類似鱷魚年代[19]；

---

19 如果將人類進化歷程倒轉，回到我們還是爬蟲類的時候，就能發現膀胱經的循行路線自有其必然性。……

也有依據需求而提升某些組織結構分量的理性，如心包經和三焦經就是依據需求而被拔擢者。

心的貼身侍衛 vs 耳脈

「心包」和「三焦」本身的名稱也透露出訊息。

「心包」，顧名思義就是包覆著心臟的外膜，與現代醫學的心包膜類似。心包膜是包覆在心臟外面的膜狀組織，分為內、外兩層，兩層之間有心包膜液，具有緩衝與潤滑之功能，以保護心臟免受撞擊或摩擦。

中醫的「心包」也有類似功能。當人類身處的環境愈來愈複雜，各類威脅與危機也逐漸逼近，但心為君主之官，中醫認為「心君不能受邪」，必須提高戒備層級，全面防護，不能讓邪氣直接侵襲，萬一不幸邪氣入侵，至少心君還備有最後一道防線，那就是心包。

心包非常貼近心臟，就像心的貼身侍衛，具有「代君行事」的任務，以及「代心受邪」的覺悟，簡單說，心包就是為心擋子彈。

三焦經早期稱為「耳脈」，此名稱一看就知道與耳朵有密切關係，也由於腎開竅於耳，因而它確實有助於腎功能的發揮。

「三焦經」一詞在《內經》開始提及，但關於三焦，可讓歷

膀胱經分布在人體背面，像一堵堅實的牆，擋住外邪，保護體內組織器官，其堅固的特質，就像鱷魚背部堅硬的保護層。詳見《經絡解密》卷五 —— 小腸經＋膀胱經。

代中醫師吵翻了天，因為在人體找不到三焦的具體型態，它的功能又太過廣泛，三焦因此蒙上神祕的色彩。

心包和三焦的主要功能：護心與助腎

依據人體「用進廢退」原則，心包和三焦應是身體在後期發展中因應功能增加而來的臟腑。

《內經》開始提到十二條經絡，對應天地十二月分與時辰，對應人體手足陰陽面共十二個分區。

在十二官位中，臟腑也各自配予任務，其中心包以「膻中」

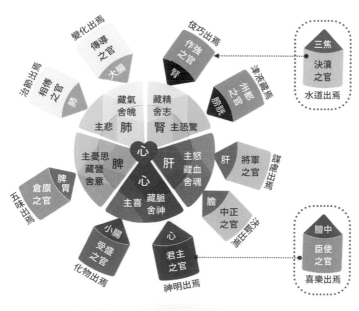

十二官位分工圖

一詞代替，爲「臣使之官」，臣服於心君，讓君王安心喜樂，無後顧之憂。三焦則爲「決瀆之官」，協助腎主水的功能，並爲腎與膀胱開闔及疏通水液道路。

心包護心臟，三焦助腎臟，因此我借用「心包」的名稱，也稱三焦爲「腎包」，以呈現三焦與腎臟的緊密合作關係。

爲何心腎享有特權？

中醫依據臟腑經絡功能和天人相應特性，將十二經絡與十二時辰相配，在其所當班的時辰最能發揮功能。

身體是以團隊方式運作，我將十二經絡依據功能編爲三組，民以食爲天，就以吃飯這件民生大事來比擬團隊名稱：

1. **備餐團隊**：煮好飯菜；
2. **聚餐團隊**：上桌享用；
3. **善後團隊**：清理復位。

天下可沒有白食的午餐喔！身體特別讓「聚餐團隊」享用最美味營養的食物，當然也要求此團隊做出貢獻。聚餐團隊的兩位長官——心與腎，他們的強大能力與沉重負擔前文已介紹過，以下分述隨其能力與責任而來的挑戰及難處：

1. 心臟與腎臟的功能直接影響生命存亡，因此需耗用許多養分，以維持正常運作。

2. 心主EQ人際關係，腎主IQ學習能力，都是身處現代社會必備的生存能力。處理情緒與持續學習不僅大量耗用能量，過度使用也導致心腎受損，亟需修復。

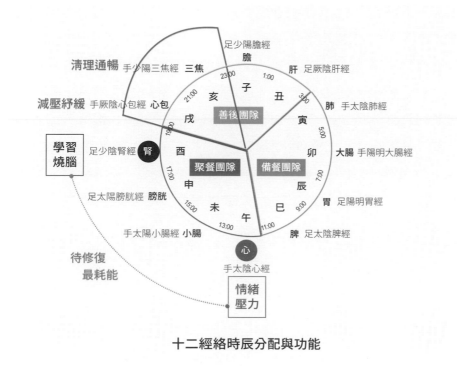

十二經絡時辰分配與功能

因此，身體善待心腎不是偏心，而是為了生存的必然選擇。

心包和三焦的重要性——身心的休止符

用餐之後必然有一堆碗盤、垃圾需清理，此時「善後團隊」進場，但最善於清理和修復的肝膽並沒有馬上出手，而是由心包與三焦打前鋒。為什麼？

我們一起想想：人類早期生活很簡單，情緒與學習需求也少，心腎耗能與損傷都不大，就像小家庭吃個簡餐，吃飽後順手

洗碗，清理一下就夠了，不需要特別請人來幫忙。同理可推，心腎之後，可由肝膽直接進場。

不過，隨著心腎的耗用量持續增加時，身體也需要喘一口氣，調整腳步，再繼續前進。這個階段很像樂曲中的休止符、對白中的沉默，或是文章中的逗點，暫時性的停歇，讓煩擾的身心得以沉靜，產生奇妙的轉變。

心包與三焦的角色，正是讓心臟減壓舒緩，協助腎臟清理通暢，讓身心休息與轉換，對於忙碌盲目而身心煩擾的現代人來說非常重要。

出身決定了個性特質——低調認分，協力配合者

心包與三焦的出身故事有點唏噓，但是身體並沒有輕視這兩條經絡系統喔。[20]

心包與三焦很明白自己的出身與角色，跟隨在心腎兩位強將身邊，一面做事一面學習，也明白自己知道太多國家祕密，務必要低調且安守本分，協力配合長官，如此才會「喜樂出焉」。

這兩條專屬心腎的協力經絡，是**手厥陰心包經**跟**手少陽三焦經**。兩經絡互相連結心包與三焦，屬於手經，分布在上肢陰面／陽面的中線。

20《經絡解密》卷七——心包經＋三焦經一書中會有詳細說明。

（一）心包經的經絡人格特質

心包經的經絡人格特質為：臣使之官，喜樂出焉，心臟的貼身陪伴與防護者。

心包又稱為心包絡，是心臟外層的包膜，緊貼心臟的型態完全符合「貼心」說法，心包的作為也確實很貼心。

心包的功能：臣使之官，喜樂出焉

心包為「臣使之官」，作為君王之臣，任其差使，是心臟貼身陪伴與照顧者，很像君王身邊的伴讀小廝，樂於為君王跑腿，甚至做一些不能讓大臣知道的小小勾當。

心包與心君之間有著許多無關國家大事的小祕密與快樂記憶，讓君主得以卸下心防，忙裡偷閒。心主喜，有了心包更能「喜樂出焉」！

代心受邪，為心「擋子彈」

貼心的心包還有一個正經的任務——「代心受邪」，主要是保護心臟，其實就是保命。

心包經系統以「前後夾住胸脅」的方式來保護心臟。想擋子彈，必須眼明手快，這名貼身小廝是擁有一身好功夫的練家子，行氣活血的力量超強，還能守住胃、心、胸等重要關口，防止外來邪氣侵襲心臟。

與心臟相表裡的小腸經，是心君的禁衛軍，也有保護心臟

的功能，但和心包相較之下，一方面沒那麼親近，不可能代心蒙難，另一方面還有其他重要任務，如「泌別清濁」等，因此無法像心包經那麼完全專注，全心全意配合心君。

忠於職守，照顧心君

說到這裡，或許大家會好奇，心包經人會有自卑感嗎？

其實不會！心包經深深了解自己所爲何來，也知道自己守護心臟的重要性，時時刻刻「歡喜做，甘願受」，如此才有喜樂之心呀！當其他經絡人格都努力爲自己找到舞台、展現自我時，心包經一頭栽入自己的生命設定，認眞守著今生唯一的任務——「照護心君」，很像日本「一生懸命」的職人精神，一旦認定目標就全心投入。

心包經提示我們，不必時時刻刻當王，有時，按下休止符，烈日當空就躲在王后傘下，放下所有的思緒與身段，享受簡單，純粹陪伴自己，乘涼喝下午茶的喜樂時光！

心包經循行路線：胸肋、腹、耳後、手臂陰面、中指

心包經屬於手厥陰經，主要連結心包，以及互爲表裡的三焦，分布於心包與心臟所在的胸脅及上背部，並下行到腹部；從胸脅向下分布在腋下，沿著手臂陰面中線到手中指。

心包經循行部位主要以護心爲主，最常出現問題的部位是胸口正中的**膻中穴**，尤其胸部豐滿的女性，膻中穴因常受擠壓而腫起，按壓時會非常痛。

另一個常出現問題的，是前後夾住胸脅的部位，尤其是左側常會有悶痛狀況。此區包括心臟和胃，因此心包經的**內關穴**非常善於治療胃心胸的疾病。

無論是膻中穴或胸脅區疼痛，常伴隨出現呼吸不暢的情況。

此外，心包經異常時，會出現「喜笑不休」這個特別症狀，常見於腦部受傷患者，無論是任何刺激或情緒，都只會出現一款奇怪的笑容，而且無法控制，也算是喜樂過極的異常狀態吧！

人格：喜樂的陪伴與防護者

肢節
・胸肋及腹部
・喉嚨及耳後
・手臂陰面中線
・手中指

屬心包
絡三焦
・臣使之官，喜樂出焉
・心臟的貼身陪伴與防護者

心包經經絡及人格特質示意圖

（二）三焦經的經絡人格特質

三焦經的經絡人格特質為：樂於服務，推動公共事務的志工。

三焦經的前身是「耳脈」，以維持耳朵功能為主，隨著時代演變而成為三焦經。

讀者看到「三焦」這個詞，應該是一頭霧水加上三條線吧？沒關係，「三焦是什麼？」這個難題交給中醫師，我們只要知道三焦經是腎的好幫手即可。

三焦的功能：決瀆之官，水道出焉

三焦經具有四項特殊功能，介紹如下：

功能之一：水液之道路——決瀆之官

腎主水，是統領所有水液事務的最高長官，指揮膀胱這位「州都之官，津液藏焉，氣化則能出矣」，以及三焦「決瀆之官，水道出焉」，完成水液代謝任務。

水液必須在水道中流動，膀胱是水腑，負責將水分排出；三焦經的決瀆功能，是疏通溝渠江河，對身體而言，就是疏通體內的水液道路，所以三焦經也屬於腎與膀胱的水水家族。

功能之二：原氣之道路——腎包

不過，三焦經要成為「腎包」，可不是靠疏通水道就能登堂入室。

前文提過，腎為先天之本，最重要的功能不是管理水液，而是「藏精」，再轉化為「原氣」，推動生長發育，透過腎間動氣輸送到全身。

這項工作很繁重，無法全部由腎臟承擔，因而邀請遍布全身的三焦經一起參與，開通原氣之路，協助推動原氣運行，也因此中醫稱三焦為「原氣之別使」，表示三焦是輸送原氣的另一個系統。再加上三焦曾為「耳脈」，而腎開竅於耳，至此，三焦經終於通過考驗，成為腎重要的貼身幫手。

功能之三：水穀之道路──運送食物營養

腸胃所吸收的養分，也需要透過三焦系統所開關的通路，才能讓脾臟與肺臟將之運送到全身，所以中醫稱三焦經是「水穀之道路」：

三焦者，水穀之道路，氣之所終始也。

功能之四：清理身心垃圾

中醫說三焦經「主氣之所生病」，表示三焦經具有很強的推動能力，不過還需要加上以天羅地網方式遍布身體內部的強大結構，才能完成以上三個任務。

前面提到的三個任務都是配合其他臟腑，三焦經還有一個專屬的能力，那就是清理身心垃圾。

身體五臟六腑都有各自的區域要處理，但是位於各區之間的

公共區塊由誰來負責呢？總要有人去疏通清理吧！這個人就是三焦經。三焦經在疏通水道、氣道與穀道的過程中，也將體內的代謝廢物一起清理，因此，把三焦想成吸塵器，就會更容易理解。

臨床上面對病人因亂吃東西、生氣，導致身體和心理垃圾堆積，氣機不順暢，甚至病久轉化為莫名的火氣向上延燒，導致偏頭痛、耳鳴、耳聾甚至眩暈時，我們都會選用三焦經來清理身心的垃圾，疏通氣機的道路。

三焦經因為沒有特定的臟腑，反而造就出「天下為公，四海一家」的無私個性。他人緣好，人面廣，能力強，樂於成為公眾服務的志工，主動去做鋪橋造路、清運垃圾等社會服務，完成之後也不居功。

心包經與三焦經都樂於隱身在強者身後，默默照顧服務他人，而且成事不必在我。在人生的某些情境下，可以稍作休息或隱形，清理一下身心垃圾，這些看似「無用之用」的生活方式，一如前面提到的樂曲中的休止符，動靜之間反會帶來讓人驚喜的轉變契機。

三焦經循行路線：胸腹、肩、耳、手臂陽面、第四指

三焦經屬於手少陽經，主要連結三焦，以及互為表裡的心包，從胸部到腹部，遍布體腔；上行肩部到面部，重點分布在耳朵；從肩部下行，沿著手臂陽面中線到手第四指。

三焦經循行在體腔內，除了連結心包而有特定目標之外，其餘都是雨露均霑。這樣大面積的分布，主要是擔任疏通身體的水

液、原氣和水穀營養的道路，就像在無路之處鋪橋造路，有路之處維持暢通，這樣無私且巨大的任務，唯有三焦經得以完成。

三焦經也稱為「耳脈」，故善於疏通耳道、行氣清熱，對於急性、熱性耳朵疾病很有效果。

三焦經最常出現問題的部位包括：

1. **耳朵**連到太陽穴之間。

2. 胸口的**膻中穴**。

3.手臂，尤其是腕關節上方的**外關穴**。當身體有氣腫、高膽固醇等代謝障礙時，外關穴附近也會變腫。

人格：樂於服務的志工

肢節

- 胸部及腹部
- 肩部
- 耳朵、眼部
- 手臂陽面中線
- 第四指

屬三焦
絡心包

- 決瀆之官，水道出焉
- 水液之道路——
  決瀆之官
- 原氣之道路——腎包
- 水穀之道路——
  運送食物營養
- 清理身心垃圾

三焦經經絡及人格特質示意圖

我們皆具有十二經絡人格特質，
貴在平衡應用與協調得當

十二經絡人格是以五臟為主，六腑為輔。五臟所管理的情志，彼此互補協力和維持平衡，如心主喜與腎主恐協力，讓天真浪漫的心小孩心動之餘還能謹慎評估後果，脾主思慮讓肝氣保持冷靜，不會暴怒而衝動做出會後悔的行為。

互為表裡的臟與腑個性有陰陽之別，如脾與胃互相對應，都是人體精細的設計，目的正是維持身心平衡。

故事再續：胃心腎三經起爭執，誰最適合調解？

我們再延續胃心腎三經身處賭場的故事，當他們三位在賭場起了爭執，我們要派誰去調解呢？

若派脾經會怎麼樣？脾大概就是煮飯給大家吃，安撫大家不要吵架！如果肺出來呢？只能用細細的聲音喊著：「大家不要這樣子啦！」若派肝經呢？肝就是咆哮再把大家打一頓，公親變事主，成為四個人的吵架，愈幫愈忙！

所以如果我們被要求去調停爭執，這時候應該拿出的人格特質是什麼？膽經！沒錯。因為需要聽聽各方的意見，幫大家找到

一個平衡，而膽爲中正之官，可以幫大家達到平衡。這就是經絡
人格的應用。

經絡人格就像和弦，以平和協調爲要

　　12經絡人格各有特色，我們常常運用多個人格特質，這些特
質都是生命與生活必備，沒有好與壞，重點在於是否應用得宜。

　　經絡人格就像鋼琴上的琴鍵，一直都在，各有特色。鋼琴常
多鍵共用形成和弦，再進一步成爲樂曲。經絡人格也是如此，因
應不同情境採取合適的經絡人格組合，人多力量大。若總以同一
經絡人格行走江湖，會讓旁人厭倦且造成社交危機，一如反覆彈
奏單音一樣的單調乏味。

　　另一方面，和諧的樂曲讓人賞心悅目，不和諧的會讓人起雞
皮疙瘩，甚至煩躁欲掩耳，坐立難安。同理，面對變局所呈現的
經絡人格組合以平和協調爲要，盡量不要有暴衝及暴走的情況。

　　每個人所具有的十二經脈人格會因爲遺傳或在母體內的情況
等先天因素，讓某些人格凸顯成爲主要個性，如出生在戰地的孩
子，脾的思慮與腎的恐懼人格就會比較明顯。

　　後天發展包括家族的期待、家中的排行、性別、人際關係磨
練和生活環境造就等，有一些人格特質會被強化，如大腸經的長
女與咬牙完成使命的特質，不過這些特質仍有機會改變。

　　例如日本有名戲劇「阿信」，她從少女時期被欺負的角色，
到中年成爲要去養家、照顧先生的堅強女性，到老年時，主持一
個大家族，面對與解決子孫們各種問題的角色。我們看到同一位

阿信，在不同的時間點，不同的情境裡面，角色和人格持續轉換，她的人格特質該強的時候強，該柔弱的時候柔弱，當遇到某種情境時，有些人格特質會被強化，這些轉換能力都來自於人生經驗所累積而來的智慧。

人格因應得宜則輕舟能過萬重山，因應失當則逆水行舟，不慎還會破釜沉舟，造成家族和人際關係的破裂。

了解自己，就能選對鑰匙，翻轉失衡情況

當情志出問題時，如外界極度壓力或身體罹患疾病，常常會導致經脈人格的應用與協調失衡。比如說，久病的人通常情緒都不太好，他的情緒永遠僵化在憤怒，不管誰跟他說什麼，他就是會生氣以對，沒有辦法扭轉。

還有一種就是用錯經絡人格特質，現代社會常見到親子危機多屬於這一型，面對自己的小孩應是拿媽媽心來跟他談，卻是以威權式的心君或很挑剔的肺經人格來應對，孩子與家長身心的距離愈來愈遙遠，這都是人格特質運用不當。

幸好這些特質只是被過度強化或誤用，並不表示沒有機會改變；既然是被強化，我們就可以設法扭轉讓它得以恢復平衡。這個扭轉的鑰匙在我們自己手裡，透過知己知彼了解自己的經絡人格問題，就會選對鑰匙來改變。

本章重點回顧

Q1：與老化關係最密切的臟腑，是哪一個？

Q2：哪一條經絡能運送食物營養，還能清理身心垃圾？

Q3：哪一條經絡的循行路線很長，但都是為人作嫁，循行路線上的異常反應，多數都不是其本身的問題？

Q4：哪一條經絡異常時，會出現「喜笑不休」這個特別症狀，常見於腦部受傷患者，而且無論任何刺激或情緒，都只會出現一種奇怪的笑容，無法控制？

Q5：樂於服務，像個推動公共事務的志工，是哪一條經絡的人格特質？

Q6：低調，堅守崗位，專注守護生命寶庫的，是哪個臟腑？

Q7：同時藏有水與火屬性，內在飽滿，有助於改變的，是哪一個臟腑？

Q8：藏志與誌，主管IQ、潛意識與本能，是哪一個臟腑？

Q9：胸口正中的膻中穴在按壓時非常疼痛，是哪一條經絡出現異常？

Q10：能為身心按下休止符的，是水形人？還是協力配合者？

A：

　　1_腎／2_三焦經／3_膀胱經／4_心包經／5_三焦經

　　6_膀胱／7_腎／8_腎／9_心包經／10_協力配合者

第五章
身心失調常見疾病，
以及與癌症的關係

身體是最誠實的。
當我們已累到不行，內心灰心到極點，
身體與心理都極度困頓，
此時若再出現一場情緒風暴，
就會突然覺得自己再也承受不了。

一旦身心失守，
這股情緒風暴就會席捲臟腑，
導致氣血結滯；當臟腑失能，
癌症就有機會浮出檯面。

癌症的出現有其個人因素。
每個癌症發病前奏，
都有個人長期累積的巨大情志壓力，
再加上情緒風暴，才會讓氣血整個大打結，
臟腑功能整個失調。

身心失調常見疾病vs自律神經失調

　　人生在不同階段有不同的責任跟壓力，每個人都扮演多重角色，隨時變換，也都希望能將角色扮演好。不過，適時把十二經絡的人格特質扮演得恰如其分，需要很高的智慧。

　　不同族群或不同生活背景的人有不同心理需求，也必須面對不同的困境，例如：至今仍存在的「婦人從人不專主」的要求，綑綁女性自我發展的機會；男性在職場上面臨拚搏、光耀門楣的壓力，常讓男性變成外強中乾的悲劇英雄；中年之後，經濟能力下降，身體狀況開始走下坡，還要面對父母親老去，或成為成年孤兒，尤其孩子不在身邊時，這種孤獨感最嚴重。

藏在自律神經失調下的負面情緒

　　身體和心理會互相影響，許多心理問題也來自於長期的情志失調。比如說，不想扮演某個角色，卻必須這麼做，這種內在衝突，就會導致情志失調，不久就會開始影響身體，導致肝氣鬱悶，或是脾肺的氣機不能打開。

　　這種鬱積的情況持續積壓，直到有一天，累積的心緒再也壓

不住，排山倒海來而的各類情緒會在身體裡尋找出口，而這些出口，往往就是疾病的發生點。

身心疾病的關鍵——氣血阻滯

身心疾病的重點就是**阻滯感**。

這樣的阻滯感來自於很多的情感或情緒卡住過不去。心情抑鬱、對孤單或死亡的恐懼、擔心生病對家人造成負擔……等種種的情志問題，會誘發更多的疾病，或是某些疾病因此出現了很大的轉折或惡化。

近年來，科學研究逐步證實：負面心理因素會影響身體健康，造成免疫系統或自律神經失調而出現一系列症狀，這些症狀多數屬於身心失調疾病。

自律神經失調就是一種身心共振疾病

門診時常聽到病人自述被醫師診斷為「自律神經失調」，病人既疑惑又緊張，不太了解自己的身體發生什麼事。

簡單來說，自律神經失調就是一種身心共振疾病，通常身體檢查沒有大問題，可是就是很不舒服，而且症狀非常多元：有人吃不下、睡不著，有人是從頭痛到腳……。如果深入去探索、追查，掀開身體表面的不舒服症狀，會看到埋在身體深處的各類負面情緒，如怒恨、悲哀、自艾自憐……等。

這些負面情緒如果無法紓解或正向對待，隨著時間與壓力持續累積，一旦出現一個情緒大風暴，導致身心嚴重失調，癌症就

會如日本忍者一樣的悄悄找上門。

有些癌症病人常會無奈的問醫師：「為什麼我會得到這個病？」醫師也只能無奈的回應：「沒有天上掉下來的病啊！這是身體在喊救命，我們要聽得懂，而且趕緊去改變！」

自律神經失調疾病 vs 中醫臟腑經絡疾病

人體不受意志控制的神經稱為「自律神經」，包括交感神經與副交感神經，類似中醫的陽性與陰性特質：

- **交感神經**：偏向陽性動態的踩油門機制。
- **副交感神經**：偏向陰性靜態的踩煞車機制。

交感神經與副交感神經會依據身心狀況隨時調節平衡，但也很容易受到內在情緒及外部刺激等影響而功能失調。

以中醫角度來看，自律神經失調症狀有兩個特色：

1. 整體而言，自律神經失調與中醫的心主神志與血脈失調症狀相關，例如：長期焦慮、煩躁、憂鬱等情志失調的病友，未來罹患心血管疾病機率比較高。

2. 自律神經分布範圍很廣，失調症狀多元，且因人而異，中醫說「邪之所湊，其氣必虛」，人體有五臟六腑和十二條經絡系統，因此，每個人的身心弱點會成為疾病發展的溫床，也因此，每個人的症狀才會不同。

自律神經失調病症和中醫的經絡疾病很像，以下將常見疾病整理成表格，方便對照理解。

常見的自律神經失調病症	中醫對應的臟腑經絡	
出汗異常，口乾舌燥 心悸，胸悶，焦慮，失眠 四肢麻木或刺痛	心經	君主之官，主血脈與汗液 情志主喜，五行屬火易煩躁 開竅於舌，諸痛癢瘡皆屬於心
皮膚癢，胸悶，喘 憂鬱，心煩	肺經	相傅之官，主呼吸與皮毛 情志主悲
咽喉異物感 食慾不振，腹脹 腹瀉，便秘 噁心，嘔吐	胃經	脾胃為倉廩之官 主受納和腐熟食物
	小腸經	受盛之官 主營養吸收與泌別清濁
	大腸經	傳導之官，主排便
腹脹，腹瀉，月經不調 憂鬱，失眠	脾經	脾胃為倉廩之官 脾主運化，轉化和運送氣血 脾母攸關婦科，情志主憂思
耳鳴，眩暈，落髮 視力模糊，步態不穩	腎經	作強之官 主骨生髓，開竅於耳 主管平衡與頭髮
尿頻，夜尿多，尿急 壓力性尿失禁，尿瀦留	膀胱經	州都之官 藏津液，氣化則能排尿
失眠，頭痛眩暈，焦慮 勃起障礙，陰道乾澀 性慾減退，月經不調	肝經	將軍之官 主管外生殖器

常見的自律神經失調病症		中醫對應的臟腑經絡
失眠，頭痛，眩暈	膽經	中正之官，氣機主升主降
心煩，心痛，胸痛，腹脹	心包經	臣使之官 代心受邪，主管胃心胸
耳鳴，耳聾，出汗異常	三焦經	決瀆之官，古爲「耳脈」 爲腎包，協助腎主水和原氣

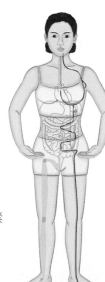

- 頭痛，眩暈
- 耳鳴，耳聾
- 視力模糊
- 焦慮，憂鬱
- 失眠
- 落髮

- 食慾不振
- 腹脹
- 消化不良
- 腹瀉、便秘
- 尿頻
- 壓力性尿失禁
- 月經不調
- 生殖器疾病

- 咽喉異物感
- 口乾舌燥
- 喘
- 胸悶，胸痛
- 心痛
- 心煩

- 皮膚癢
- 出汗異常
- 四肢麻木或刺痛

自律神經失調的症狀多元，
每個人的症狀也不一樣。

情緒大風暴下的身心嚴重失調
——癌症

被搖盪而甦醒的癌細胞

　　癌細胞是與生俱來、在體內沉睡的細胞種子，可以保持非癌性的休眠狀態很多年，直到某個情境被喚醒，才開始無節制的生長，破壞組織。

　　許多人都覺得人性同時存在本善與本惡的特質，由此延伸來看，一般細胞類似本善特質，是身體的大眾份子，同心協力維持正常生理功能。癌細胞則類似本惡特質，是身體的特殊份子，也像一頭野獸，平時被哄得服服貼貼，關在無形的籠子裡安靜過自己的日子，但在某些特殊身心狀態之下，這頭猛獸突然因為受到搖動、震盪而驚醒，竄出籠子，毫無節制地四處破壞，所經之處都成廢墟，最後導致身體的衰亡。

讓癌細胞保持沉睡休眠，是防治癌症的良策

　　有兩種癌細胞的生長情況特別值得我們深思：

1.新病患：癌細胞發展是從休眠到驚醒，轉變爲無限增生、破壞組織的這段路徑。

2.舊病患：醫學研究發現，在接受化療或手術治療後，病情受到控制且無復發，但追蹤時血液仍有癌細胞，科學界推斷此時癌細胞處於休眠狀態。

既然我們體內都有癌細胞，卻不見得都會醒來作亂，筆者個人就猜想：是否有人的體內雖有惡性腫瘤，最後卻不是因爲癌症而過世？

大約在十年前，我抱著這個疑問去請教慈濟大學解剖學科的王曰然老師。王老師是慈濟體系大體老師制度的重要推手，長期帶領醫學生實際解剖。

聽完我的問題之後，王老師想了一下，點點頭說：「確實有這樣的案例，而且還不少。」舉例來說，大體老師身故原因是心臟衰竭，解剖時才發現體內有惡性腫瘤，但腫瘤沒有擴展，而且大體老師生前從未提到癌症一事。也因爲我這個提問，後來促成了中醫與解剖學科有關癌症身心狀況的三次對談演講。

由此可見，癌細胞與惡性腫瘤不一定會發病或致命，其中關鍵在於如何避免擾動癌細胞，讓癌細胞維持沉睡休眠，才能預防與控制癌症。

透過中醫理論，了解癌症的發展

許多癌症病人一開始並不知道自己爲什麼罹癌。我常說，這

麼重大的疾病不會無緣無故從天上掉下來，對中醫來講，這八個字一直都是金玉良言：「邪之所湊，其氣必虛」，一定是身體裡面有某個部分讓邪氣（中醫用來稱呼引發疾病的因素）可以湊進去，喚醒癌細胞，癌細胞才能轉化發展。

看到這裡，想必有讀者會問：癌症完全都因為「其氣必虛」而起嗎？

有些癌症是先天遺傳，但更多來自於生活的壓力，以及身處的環境，比如嚴重的空汙等等。貫穿整個生活的壓力，加上外在環境的不適，就很容易身心失衡。

簡單來說，癌症跟心理壓力、環境因素共同造成的情志問題有很大關係，但要點仍是「邪之所湊，其氣必虛」！為什麼會發病？身心一定有弱點容易讓邪氣攻入，由那個弱點，再開始發展出整個疾病。

【診間小故事】失戀重創身心的新好男人

幾年前在花蓮看診時，有個病友提到想介紹罹患肺腺癌的年輕老師同事來看診。

我聽病友說那是位自律甚嚴、無不良嗜好的新好男人，推測因「失寵」而生病的機率很高，當下問病友：「這位同事在知道罹癌之前，是不是經歷了很大的感情創傷？」

他當場愣住，回想一下說：「好像有喔！之前與交往很多年的女友分手，聽說還滿痛苦的！」

後來這位三十多歲的男老師來就診，長得滿高滿帥，但神

情很落寞，話很少。我跟他稍微聊一下之後，直接切入核心，問他：「聽說你前陣子感情上出了很大的問題？」

他愣住好一會兒才說：「是！我跟女朋友分手了，為了分手這件事情我們吵了很久。」

我又問：「你很愛她嗎？」

老師說：「很愛！」

我再問：「那為什麼分手？」

老師痛苦的說：「因為她想要找更好的男生。」

老師治療一次之後沒有再來，後來從病友口中了解，他非常喜歡那個女孩子，也全心全意對待，兩人感情曾經非常好，交往十多年已經論及婚嫁，可是女生逐漸有自己的想法，也開始發展新的戀情，兩人不斷爭執，才不得不分手。

我詢問病友，這位老師是不是在感情出問題後才發現得到肺腺癌？結果確實是。很可惜他沒有來繼續治療，聽說是自我放棄，病情整個擴散了。

從這位男老師的案例中我們了解到，情感遭受背叛與失寵這個嚴重悲傷的情緒成為身心的重大弱點，讓邪氣攻入身體，喚醒了沉睡的癌細胞。

中醫對癌症的看法——身心共振嚴重失調

中醫如何看待癌症呢？古早年代因為平均壽命短，來不及罹癌或就醫，所以癌症紀錄不多。以下借用清朝的婦科教科書《婦

科心法》內容，來介紹中醫如何看待癌症。書中特別指出了女性的困境「婦人從人不專主」——在一個要求三從四德的社會，女性只能從父、從夫和從子，不能做自己，這種心理壓力滲透在所有婦科疾病。

《婦科心法》書中介紹了乳癌的病因和症狀，不過書中不用「癌」字，而是用「岩」，因為罹患此病時，乳房有結核如圍棋子大，久了之後會從裡面潰破，洞竅深陷，很像山岩，因此稱為「乳岩」。

印象深刻的案例——宛如玻璃罐的乳房

我個人在臨床上真的遇過這樣的病人，印象深刻。

那是一位五十多歲的女性，某天摸到胸部長了異物，腫腫的，她覺得不太妙，去做檢查，沒想到已是乳癌末期。醫生建議乳房全切除，但病人不想切，經由介紹，到花蓮來找我。

我在檢查時稍微觸摸乳房，發現會燙手，而且圓鼓鼓的，整個乳房像吹得很飽漲的氣球，又硬又腫又熱。

她說最近乳房一直很燙、很痛。當病人解開衣服讓醫師檢查時，我發現整個乳房皮膚內層全部變成透明，好像包了一層很緊的保鮮膜，也像漂亮的玻璃罐，可以看到裡面糾結的血管和軟組織。因為皮膚很薄，我不敢用力碰觸，深怕不小心將它戳破。此外，乳頭處也有一點點破皮和滲出物。很遺憾，病人太晚來看中醫，醫師無力可回天。

這個案例讓我印象非常深刻，見識到乳房還沒潰破時，真的

很像玻璃罐，裡面裝滿了血管、組織等等。萬一破了，就如《婦科心法》所寫：「從內潰破，嵌空玲瓏，洞竅深陷，有如山岩」。

大多數癌症患者都經歷過身心失調

《婦科心法》如此統歸乳癌的原因：「抑鬱不舒或性急多怒，而損傷肝脾所致」。

自古以來，要求女性順從而不能專主的社會壓力，即使到了現代社會依然存在。女性或因壓抑，導致抑鬱不得舒展，或以憤怒的方式來表達不滿，但仍難撼動堅若磐石的社會制度，只能自己承擔後果。

脾主思慮，肝主憤怒，這兩條經絡也都通過乳房，長期的抑鬱或憤怒，導致氣機阻滯，損傷肝脾。《婦科心法》點出本病因情志失調，氣積鬱滯，造成肝脾嚴重損傷，因而出現癌症，這是由心理疾病導致身體疾病，最後身心共振失調的最佳範例。

依據個人二十年臨床觀察，幾乎每個癌症背後都有一個令人傷心的故事。

打開捆龍鎖——癌變過程的5W1H

家裡有小小孩的父母常會這樣形容：「小孩醒時活蹦亂跳，像個小惡魔，只有睡著時才像個天使。」

癌細胞也是如此吧！沉睡中的癌細胞很像被繩索捆著的小龍，安靜無殺傷力。然而，一旦受搖盪而甦醒，馬上翻臉，成為無法控制的惡龍。

前面提過，大多數的癌症患者都有嚴重的情志失調歷程，以下以「5W1H」方式簡要說明癌變的過程：

・WHAT：各類的壓力與傷害造成情志失調，五志過極，鬆動捆龍鎖。

・WHY：長期累積難解，氣血結滯，身心極度困頓。

・WHEN：情緒風暴成為啟動點，讓身心失守。

・WHO：影響五臟六腑，臟腑失能，身體出現破口，其氣先虛。

・WHERE：癌細胞甦醒，必湊於虛處，專門攻擊與占據身體的弱點。

・HOW：癌細胞開始失速成長、變性，形成腫瘤，占有據點，身心共摧，逐步啃食，吸取養分壯大自己。

癌變與五臟的關係

中醫是整體醫學，注重身心平衡。

由於五臟管理五志七情，長期累積的情志失調，不僅直接影響該臟腑功能，導致身心同病，也會連累其他臟腑，因此，癌細胞對於身體的影響也是整體性的。想解開捆龍鎖，就跟解開世間其他鎖頭一樣，必須有解鎖的程序。

依據生命發展歷程，五臟各有其功能特色，癌細胞必須一步一步按照順序解開捆龍鎖。

・**步驟1**：腎臟為先天之本，具有先天遺傳和體質，癌細胞也來自先天，由腎安穩的藏納在身體深處，讓其深睡。一旦「久

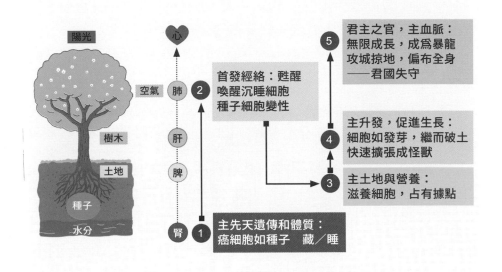

君主之官，主血脈：
無限成長，成爲暴龍
攻城掠地，偏布全身
——君國失守

首發經絡：甦醒
喚醒沉睡細胞
種子細胞變性

主升發，促進生長：
細胞如發芽，繼而破土
快速擴張成怪獸

主土地與營養：
滋養細胞，占有據點

主先天遺傳和體質：
癌細胞如種子　藏／睡

病及腎」，被搖動的癌細胞就開始準備醒來。

・**步驟2**：肺經爲十二經絡系統的首發經絡，其甦醒特質喚醒癌細胞，並開始變性。

・**步驟3**：脾母主管土地與營養吸收，癌細胞藉機滋養壯大，占有據點，獨占養分。

・**步驟4**：肝木主升發之氣，促進生長，癌細胞也跟著如發芽般生長，繼而破土，快速擴張，變成怪獸，這是轉移的初期。

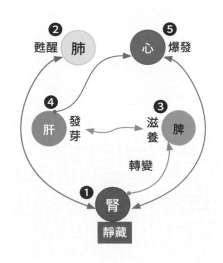

・**步驟5**：心臟爲君主之官，主血脈，癌細胞已成爲大暴龍，攻城掠地，遍布全身，無限成長，已是轉移末期，君國失守，五臟皆敗，性命垂危。

由此可知，前面所說讓癌細胞繼續休眠沉睡確實是關鍵。

癌症所隱含的病理特質

依據衛福部統計的國人死因資料，近十年來變化不大，癌症長年居於十大死因首位。其中109年的十大癌症死亡率依序爲：

1. 氣管、支氣管和肺癌
2. 肝和肝內膽管癌
3. 結腸、直腸和肛門癌
4. 女性乳癌
5. 前列腺（攝護腺）癌
6. 口腔癌
7. 胰臟癌
8. 胃癌
9. 食道癌
10. 卵巢癌

我們整理分析108年的癌症發生部位，以及109年癌症死因，發現口腔癌、肺癌、乳癌、肝癌、胃癌、大腸癌跟攝護腺癌，是**癌症好發部位**與**癌症十大死因**的交集。

若再加以分析，無論是癌症好發部位，或癌症十大死因，肺、胃、肝、大腸都一再出現。這表示在癌症的發展歷程，要特

別注意位在人體上焦的肺、中焦的肝與胃，以及下焦的大腸，此四者屬於臟腑，為重要器官，其他如口腔、乳房、攝護腺則非主要臟器所在。從這個角度來看，肺、胃、肝、大腸自有其意義。

癌症之經絡臟腑歸納分析

如果進一步以經絡臟腑來歸納，癌症主要發生在五條經絡：

肺經	包括**肺癌**、**氣管**及**皮膚癌**，因為肺還主皮毛。
胃經	包括**胃癌**、**口腔癌**，及**食道癌**，屬於上消化道。
肝經	包括**肝癌**、**膽管癌**。
大腸經	包括**結腸**、**直腸癌**及**肛門癌**。
脾經	中醫的脾經包括脾臟和胰臟，還有白血球跟淋巴系統，所以**胰臟癌**、**白血病**跟**淋巴癌**等，都可歸到脾經。此外，前面章節也介紹過脾經三連律，因此，脾經也包括**甲狀腺腺體**、**乳房腺體**，以及骨盆腔中女性的**卵巢**、**子宮**，男性的**攝護腺**等。

透過經絡系統，破解癌細胞的戰鬥策略

1.癌細胞如何破壞十二經絡系統的團隊合作

前面提過，我在寫《經絡解密》時，將十二條經絡依據它的分布時程跟功能分成三個團隊，每個團隊有四條經絡。

其中第一組是肺經、大腸經、胃經和脾經，屬於「備餐團

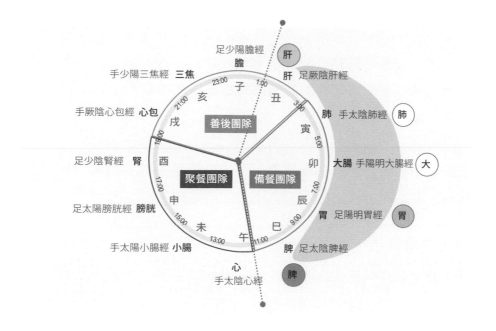

隊」，爲了身體最耗能的心腎「聚餐團隊」儲備養分，才能進行社會化與學習工作。與癌症密切相關的肺經、大腸經、胃經和脾經恰好都是備餐團隊，它們主管呼吸和進食，還與外界相通。

　　另一個與癌症密切相關的肝經，則屬於「善後團隊」，爲心腎的聚餐團隊做清理、代謝跟修復工作。肝經是善後團隊的最後一棒，最後將氣血注入肺經。

癌細胞發展策略之一：斬首行動

　　109年癌症死亡率最高前兩名爲肺癌和肝癌，這裡隱藏著癌細胞的關鍵謀略。

　　從上方十二經絡流注圖也可看出，肝經與肺經、大腸經、胃

經、脾經正好連成一線。

　　從**十二經絡**來看，肺經是十二經絡的首發經絡，啓動備餐團隊，儲備心腎的戰鬥力。從**五臟對應四季關係**來看，肝主春木，主升發之氣，啓動新生命。

　　因此，肺經與肝經都具有首發啓動身體機能的特質，聰明的癌細胞也看到人體這個關鍵點，決定採取斬「首」行動，斬斷啓動新生命的能力。

癌細胞發展策略之二：破牆行動

　　肺主呼吸，主管身體的「衛氣」，具有防衛邪氣入侵身體的能力。脾經含有現代醫學所說的免疫防護力。肺經與脾經形成防護人體的城牆。肝是將軍之官，指揮千軍萬馬，防禦敵人入侵。

　　精明的癌細胞就專門攻破人體的防護牆。

癌細胞發展策略之三：閉氣行動

　　中醫說「氣行則血行」，氣機順暢才能輸送營養，讓全身得到滋養，運作正常。

　　肝是將軍之官，豪氣萬千，氣機喜歡條達。肺主呼吸，主一身之氣。脾母運送養分，都需要通暢的氣機。

　　這三組氣機一旦被癌症阻閉，導致氣機結滯，就容易變成癌細胞發育的溫床。

癌細胞發展策略之四：飢餓行動

正常狀態下，肝經與「備餐團隊」的肺經、大腸經、胃經和脾經合作，肝經負責修復組織淨化氣血，輸送給肺；肝自己還主藏血，肝氣能推動所藏的血液到全身。肺主一身之氣，氣行則血行。備餐團隊提供新鮮好養分給「聚餐團隊」使用。

一旦此五條經絡功能失常，組織器官得不到養分，長期處於飢餓狀態下的身體宛如消風的氣球，只好任由癌細胞擺布。這就是癌症的惡病質，讓人持續消瘦。

癌細胞發展策略之五：路障行動

我們把癌症的經絡臟腑歸納放進五行關係，肝、脾、肺三者剛好介於心、腎之間的三角形區域。以人體圖來看，肺在上焦

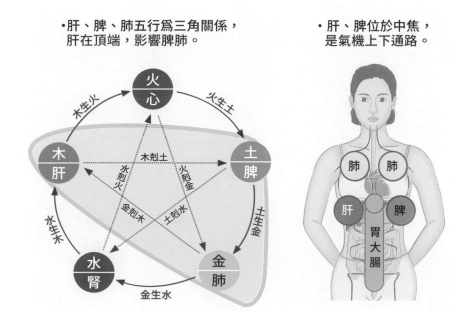

區，肝、脾、胃在中焦區，大腸是由中焦區往下焦區。

　　從這裡可以看出一個有意思的點：肝、脾、肺形成三角形關係，肝在頂端，會影響脾跟肺的功能；肝、脾位於中焦，是人體氣機上下的重要通路。

　　癌症一旦攻擊這些部位，形成氣機的路障，上焦、中焦與下焦難以相通，五臟六腑之間也無法相互協助，那麼就只能讓癌細胞到處肆虐了。

2.癌細胞如何破壞五臟對應四季節氣運行之道

　　人與天地相應，五臟對應四季與節氣，人體氣機也與四季節氣的升浮降沉共振。肝氣在右邊，主春木氣升；肺氣在左邊，主秋金氣降，中間的轉軸正好是脾。

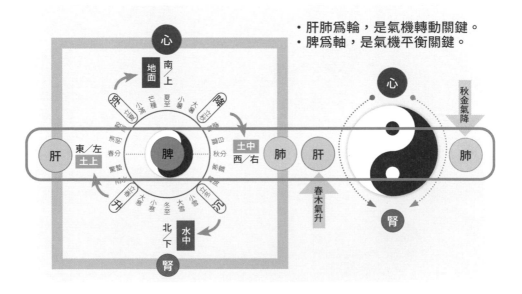

・肝肺為輪，是氣機轉動關鍵。
・脾為軸，是氣機平衡關鍵。

中醫前輩彭子益先生說，人體氣機是以圓運動來呈現，如果以車子輪軸來比喻，肝、肺位在外圍為車輪，是轉動氣機的關鍵，脾位於中間為車軸，是維持氣機平衡的關鍵。輪與軸互相合作，身體機能就能順利且平穩地轉動。

癌細胞策略之六：落鏈行動

年輕時騎腳踏車最怕車鏈卡住或落鏈，此時車子完全不受控制，若在下坡或快速飆車時，會造成生命危險。陰險的癌細胞採取「落鏈行動」，打擊肝、脾、肺的氣機運轉功能，讓氣機升降失常甚至凝滯不動。

因為肝是將軍，是氣機的龍頭；脾、肺為次，肺主一身之氣，肺氣鬱滯，則全身的氣也跟著鬱結；脾統血，主運化，能把

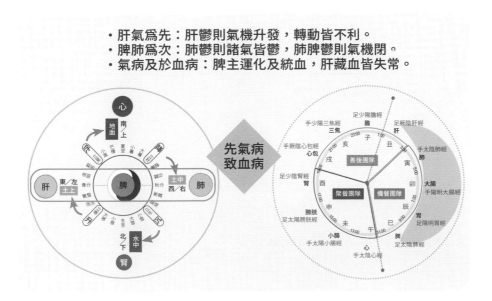

・肝氣為先：肝鬱則氣機升發，轉動皆不利。
・脾肺為次：肺鬱則諸氣皆鬱，肺脾鬱則氣機閉。
・氣病及於血病：脾主運化及統血，肝藏血皆失常。

營養物質轉化為血，而肝又藏血，如果肝、脾氣機生病，氣機閉則血病，就會導致血液也生病，而血病的下一步，就是嚴重的器質性病變，包括出現腫瘤等。

　　了解癌細胞這個策略，若要阻止癌症的發展，有一個要點就是：<u>氣機先開</u>。關於這點，後文會再介紹。

從癌症觀察女性與男性不同的身心困境

癌症死亡率：氣管、支氣管和肺癌居首位

　　以下分別是衛福部公布的110年、109年國人十大癌症死因，其中不分性別的排序都相同，以暗紅色標示的，則是女性、男性和前一年排名不同者。

110年十大癌症死因排序

排名	不分性別	女性	男性
1	肺癌	肺癌	肺癌
2	肝癌	女性乳癌	肝癌
3	大腸癌	大腸癌	大腸癌
4	女性乳癌	肝癌	口腔癌
5	攝護腺癌	胰臟癌	食道癌
6	口腔癌	胃癌	攝護腺癌

排名	不分性別	女性	男性
7	胰臟癌	卵巢癌	胰臟癌
8	胃癌	子宮頸癌	胃癌
9	食道癌	非何杰金氏淋巴瘤	膀胱癌
10	卵巢癌	子宮體癌	非何杰金氏淋巴瘤

本表只列出主要癌名／資料來源：衛福部111年6月

109年十大癌症死因排序

排名	不分性別	女性	男性
1	肺癌	肺癌	肺癌
2	肝癌	大腸癌	肝癌
3	大腸癌	女性乳癌	大腸癌
4	女性乳癌	肝癌	口腔癌
5	攝護腺癌	胰臟癌	食道癌
6	口腔癌	胃癌	攝護腺癌
7	胰臟癌	卵巢癌	胃癌
8	胃癌	子宮頸癌	胰臟癌
9	食道癌	非何杰金氏淋巴瘤	非何杰金氏淋巴瘤
10	卵巢癌	白血病	白血病

本表只列出主要癌名／資料來源：衛福部110年6月

癌症發生率：女性最高爲乳癌，男性最高爲大腸癌

前面列舉的是十大癌症**死因**，以下是十大癌症的**發生率**。

109年十大癌症發生部位及發生率排序

排名	不分性別	女性	男性
1	女性乳房	女性乳房	結腸、直腸、乙狀結腸連結部及肛門
2	結腸、直腸、乙狀結腸連結部及肛門	肺、支氣管及氣管	肺、支氣管及氣管
3	肺、支氣管及氣管	結腸、直腸、乙狀結腸連結部及肛門	口腔、口咽及下咽
4	攝護腺	甲狀腺	肝及肝內膽管
5	肝及肝內膽管	子宮體	攝護腺
6	口腔、口咽及下咽	肝及肝內膽管	食道
7	子宮體	卵巢、輸卵管及寬韌帶	胃
8	甲狀腺	胃	皮膚
9	卵巢、輸卵管及寬韌帶	皮膚	白血病
10	胃	子宮頸	非何杰氏淋巴瘤

依發生率排序／資料來源：國民健康署112年1月

脾經：女性身心最困頓的部位

女性與男性的癌症資料略有不同，主要是不同族群的心理需求及困境不同所致。如以癌症當年度發生率來看，女性最高爲乳癌，男性爲大腸癌。

乳房是脾經三連律的成員，對女性來說，脾經的母性特質主要透過乳房呈現，例如母親對孩子的哺乳。此外，乳房也是兩人世界裡親密關係的媒介，一旦這項關係破裂，女性在潛意識裡會覺得既然你不再珍惜，我也無需為你保留，因此選擇封閉這份親密關係，宛如戰爭時炸掉橋樑一樣，毅然決然將乳房「炸毀」，以阻斷這段關係，同時也是將自我放棄。

　　除了乳房之外，屬於脾經三連律的甲狀腺、卵巢、子宮癌症的發生率都在前十名，可見女性身心最為困頓的部位，在於脾經這條女性經絡。

消化道癌症：男性癌症與壓力關連高

　　在傳統環境下長大的男性，從小就被要求去追求外在的成就與肯定，愛拚才會贏。工作時，為了業務順利必須應酬、熬夜唱歌、大魚大肉喝酒……。

　　作者年輕時也曾因職場工作需要而應酬，雖然酒膽很足，但酒量太差，最後常以酒醉嘔吐、頭痛眩暈落荒而逃，身心需要數天才能恢復正常。幾次下來就視下班後的酒肉應酬為畏途，也深深體會台灣應酬文化對於身心的嚴重戕害。

　　「白色巨塔」常用來形容醫院裡複雜的生態，其實每個職場都是一個個巨塔，巨塔內的人為了保住權位或升官發財，檯面上積極承擔，檯面下心事無人知，這時，大腸癌就來敲門了。

　　對照來看男性癌症發生率的排行榜，口腔癌、食道癌，胃癌等，某種程度來講，都跟男性需要面對的競爭，以及一些實務上

的挑戰有關係。此外，我們的傳統也要求男性有淚不輕彈，導致男性容易肝鬱，也因此，肝癌在男性的比例也特別高。

從癌症相關度最高的經絡，看身心失調關鍵

許多罹患癌症的病友剛聽到檢查結果時宛如晴天霹靂，但回歸到身心層次來說，並不是今天心情不好，身體不舒服，明天就會罹癌。

身體是最誠實的，當我們已累到不行，內心灰心到極點，身體與心理都極度困頓，此時若再出現一場情緒風暴，就會突然覺得自己再也承受不了。一旦身心失守，這股情緒風暴就會席捲臟腑，導致氣血結滯；當臟腑失能，癌症就有機會浮出檯面。

我們在探討癌症時，並非刻意忽略外在環境或其他身體疾病的影響。這些因素必然有其影響力，它們也都成為癌細胞的養分，只是在同一個環境下，為何有人罹癌，有人沒有？為何有人得到A癌，另一人卻是B癌？由此可見，癌症的出現有其個人因素。每個癌症發病前奏，都有個人長期累積的巨大情志壓力，再加上情緒風暴，才會讓氣血整個大打結，臟腑功能整個失調。

五大經絡人格特質的身心課題

癌症患者為了生活，通常會將自己保護得很好，若要打開他們的心門，需要抓到關鍵點，才能幫助他們脫離內心的牢籠。

以下根據前幾章的經絡人格特質，整理出與癌症相關度最高

的五種經絡的人格特質重點，希望有助於進一步了解身心共振與幾大癌症之間的關係。

肺經：無法接受關愛眼神轉移

肺經為十二經絡之首，代表甦醒與潔淨，完美主義，喜歡被呵護的公主，期望得到全心全意的呵護，最難以面對「失寵」，因為驕傲的公主怎能挫敗呢？前面提到的年輕男老師的案例正是如此。

我們也常看到一些肺腺癌病人，包括政治人物或名人，過去曾是當紅炸子雞或是明星，無論男性或女性，當關愛的眼神轉移時，失寵的失落感對於肺經人格是重大打擊。

肝經：太多的「應該……」，導致身心俱疲

肝經是個性很剛烈的將軍之官，有勇有謀、戰鬥型的人。肝主怒，憤怒會產生力量，但也需要謀略來平衡。

肝氣喜歡條達，不喜歡被壓抑。他們身為領頭羊，喜歡衝刺的感覺，因此總是拚著命，向前衝！衝！衝！不能休息也不敢休息，所以會造成肝經生大病的關鍵因素就是「累」！這種累來自於身體或心理「被榨乾」和「無底洞」的恐怖感，就像面對永遠做不完的工作，永遠扶不起的阿斗……

肝病有身心兩個層面的問題：

1.積勞成疾：身心過度耗損，如前述的榨乾感，極度勞累，超過負荷，若持續硬撐，好不容易事情到一段落，人也倒了！這

種現象常見於貧困家庭。

2.因怒致病：有志不得伸，情志抑鬱所致。個人懷疑宋朝的岳飛先生肝臟功能應該不太好，因爲將在外君命有所不從。肝需要充分信任與授權，若感覺被懷疑或受壓抑，就會非常鬱悶。有些人因而借酒澆愁，逃避現實，麻痺自己，這類原因所造成的肝病特別多。

肝癌和乳癌病人的壓力來源不同

肝癌病人和乳癌病人都有嚴重的鬱卒問題，差別在哪裡？

乳癌病人的壓力來源比較是針對特定對象，例如與自己有親密關係的人。肝癌病人的壓力則來自比較廣泛的對象，比如周遭對自己有很高的期待，或把所有責任都丟給自己去承擔的人。

因此，肝經所面對的是外在環境對他的挑戰和要求，因爲他是將軍，本來就覺得應該要做，應該要承擔，所以肝經有很多的「應該這樣⋯⋯應該那樣⋯⋯」，但是這個「應該⋯⋯」如果沒有得到很好的肯定跟回饋，導致氣機鬱滯、鬱卒難伸的話，最後抗壓性會降低，再也無法承受，終致崩潰。

肝經人格失常致病情況在男性、女性身上都會出現，但通常男性比女性多一點。

大腸經：誰來聽我訴說？

大腸經的人格特質比較內斂低調，責任感重，咬牙耐操，使命必達，大家都喜歡交辦事情給這樣的人，也喜歡找他傾倒情緒

垃圾，但是他自己的身心垃圾卻無人可傾訴。

〖診間小故事〗承擔過多、情緒找不到出口的長女

有一次我到台東演講，其中也提到了大腸經人格特質。演講結束後，有一位病人舉手說：「我就是家中長女。」

我問她：「你有沒有什麼跟大腸經有關的問題？」

她說：「我的大腸沒問題，但是有口腔內膜癌，還有齒齦癌。」都是少見的疾病。

她接著說：「沈醫師你剛剛所講的這些問題我都有，我們家裡兄弟姐妹很多，還有身心障礙的，全部都是我在照顧。我老公生病了，我爸媽老了，也生病了，我是長女，必須承擔所有的事情。」說著說著，當場哭了出來。

後來我們再見面時，她說聽完演講回家後，有慢慢做些調整。在幫她治療時，特別針對放療之後很緊硬的地方，包括牙槽、口腔等都做了處理，也都有非常好的療效。這是非常典型的大腸經人格特質案例。

胃經：無法接受也無法放下

胃負責受納吃進去的食物，做初步消化，將之腐熟，再傳到小腸，所以胃經有「必須接納」的人格特質。

有一位胃癌的年輕護理師，胃局部切除後來看診。她原先在外地工作，壓力很大，生病後請調回到老家的醫療院所。這位病

友的飲食不甚節制，常藉著吃東西來紓壓，每次看診都要重新治療，好不容易病情穩定了，卻因為路途太遠沒有再回診，後來聽說癌細胞擴散，不久就離世了。

在第三章「診間小故事」裡的胃癌女病友，就是因為無法接受不公平的對待，吞不下一口氣而塞在胃裡，因此當時除了協助她了解胃癌原因，也請她試著轉念：如果不能改變環境，就改變自己的想法吧。

脾經：從包容轉為壓抑，最終失去

脾經充滿母性與大地的包容特質，基本上是一個給予者與照顧者，擁有滿足幸福的經絡人格特質，但是為什麼「脾經三連律」——甲狀腺、乳房、卵巢子宮的癌症都進入十大癌症？裡面一定有故事。

不能說、不敢說的困境——甲狀腺癌

我在台東關山服務十年，當地的群族分布很平均，1/3是客家人，1/3是閩南人，1/3是原住民。十年下來，發現罹患甲狀腺癌或甲狀腺腫多數是客家女性或客家媳婦，個性堅毅也很壓抑，尤其東部女性往往需要承擔更多的家務和責任。

甲狀腺位於咽喉，與表達意見有關係。我詢問過多位甲狀腺癌的病人是不是有些話不能說或不敢說？他們都告訴我確實如此，有些話說出來下場會很慘，只好憋著不說。可見甲狀腺癌的病人具有不能說、不敢說的困境。

親密關係出現危機的困境——乳癌、子宮癌、卵巢癌

乳房和子宮、卵巢都是母性的器官，唯有親密關係者才能碰觸。乳房能分泌乳汁，具備給予珍愛的特性，也是彰顯女性魅力的象徵；子宮、卵巢能讓對方進入並孕育生命，具備接納結合的特性。

從臨床遇到的癌友來看，當親密關係出現危機，對方不願再接受自己給予的愛時，容易出現乳癌；當對方疏離，不願再貼近時，容易出現子宮癌或卵巢癌。

還記得第一章提到的那位失眠女病友嗎？她失眠的關鍵，其實是心中還放不下先生外遇這件事。我看過的乳癌病人很多，如果患者已到癌末才來就診，通常我不會多問病史；若還有機會變得更好時，我會多問幾句，希望能幫助她們了解自己身心失衡的狀態，也因此發現許多乳癌患者的身心失調，都來自於先生外遇或婚姻問題。

〖診間小故事〗愛的難題

〖故事一：在娘家與丈夫之間抉擇的乳癌病友〗

一位四十幾歲長得白淨、言語輕柔的女性想治感冒，看到病史記載「乳癌四期」，但外表上卻看不出來有這種病史。

原來病人一直面臨困難的抉擇：有社會成就的娘家希望她遠離先生，因為先生沒有很強的企圖心。先生知道太太娘家看輕自己，想搬得遠遠的；娘家則要求女兒放下先生，搬回娘家。

這位病友夾在先生與娘家之間難以抉擇，也因為這樣，她跟先生的關係愈來愈糟糕。

聽到這裡，醫師心理有譜了，問：「你知道自己的癌症已經到第四期，很嚴重。如果明天是最後一天，你要選擇跟爸媽在一起？還是先生？」

她想了想，堅定的說：「我當然選擇跟先生在一起！我很愛他！」

醫師聽了鬆了一口氣——病友做出與自己內心渴望相同的決定，這樣就有希望了。

因為這位病友非常在乎與先生的親密關係，擔心會失去對方，而她檢查出罹患乳癌時，正是娘家開始逼她做決定的時候。倘若她真心在乎與父母的關係，擔心會失去父母的認可，那麼她的病不會是乳癌，而是肝癌。

當她面對醫師的提問而做出決定後，身心狀況開始持續改善，最後連指數都恢復正常。

乳癌的源頭通常不是來自外界壓力。若是來自外界，因為肝承擔對外的責任，因此通常會引發肝癌。乳房屬於較私密的器官，如果出現疾病，往往是親密關係有問題，而且大部分都和伴侶有關。

〖故事二：忘了愛自己的陰道癌病友〗
一位陰道癌的中年病患由女兒陪著來看病，因為病情尚未穩定，希望中醫可以幫忙。

首次門診時，醫師問她跟先生的關係如何，病人馬上數落先生。醫師等她說完，再問她：「就因為你生他的氣，得了這個癌症，自己受苦，值得嗎？」病人當場啞口無言。

　　醫師輕拍病人腫硬的下腹部說：「女人啊！應該像一朵自在的玫瑰花，想開花就開花，而且要開得漂漂亮亮的，不需要討好別人，要做自己！」

　　她如大夢初醒，綻開笑顏，一直點頭。下次回診時，整個人脫胎換骨，面帶笑容，身體跟心情都好多了，還帶來自己泡的玫瑰茶，謝謝醫師前次的提醒。女兒也說媽媽回去後性情大變，少抱怨，多開心。

　　我們都知道心念轉換的力量有多大，有時，病友就是需要有人陪他們找到轉念的關鍵和力量。

〖故事三：愛中有遺憾的卵巢子宮病友〗

　　一位四十多歲的女性，病歷記載有卵巢癌和子宮頸癌病史，但她未婚，醫師直覺其中應該有故事，因此先問她：「妳未婚，目前有小孩嗎？」

　　她回答：「我沒結婚，哪會生小孩！」

　　醫師再問：「未婚而有這樣的病比較少見一點。你有特別幫人家做什麼，比如說照顧小孩嗎？」

　　她說：「有啊！因為我沒結婚，我哥哥有好幾個孩子沒時間照顧，都是我在帶。」

　　「妳哥哥的小孩都你在照顧，跟你很親嗎？」

「很親!」

「因為你有卵巢跟子宮的癌症,我在想,其實你心裡是不是曾經想過很多次,希望有自己的小孩,而不是只照顧哥哥的小孩?」

病人的眼眶竟然紅了,說:「我當然有想過。」

「所以你在照顧哥哥的孩子的時候,心裡還是會有個洞對不對?你很希望有屬於自己的孩子,對吧?」

她沒再說話,開始哭泣。

醫師告訴她:「哥哥的孩子永遠是哥哥的,不會是你的孩子。如果可以的話,留一點時間給自己吧!這對於改善你的病情會有幫助。你可以換個方式讓自己覺得生命有延續,找到一個自己的愛的對象,能跟自己緊密相連。」

那天,她淚水流個不停,泣不成聲。

身為醫師,希望這樣的對話能幫助她整理心緒,進而轉念,才能改善身心狀態。

〖故事四:渴望孩子的子宮內膜癌病友〗

一位中年女性有子宮內膜癌,首次就診時醫師先問婚姻,得知沒結婚,再問有生產過嗎?

病人遲疑一下,說:「流產過,但沒有小孩。」

我說:「你現在單身也沒小孩,會不會覺得人生很遺憾?」

病人當場就哭了,一切盡在不言中。

「付出」的障礙 vs 「接納」的障礙

乳房、子宮、卵巢都和愛、親密關係有關。乳房是分泌，是讓愛流出來，乳房疾病通常是付出關係的障礙。卵巢跟子宮，尤其子宮主要屬於接納關係，因為要接納、要孕育，所以子宮疾病通常來自於接納關係的障礙，尤其子宮頸為進出口，連結親密關係，子宮內膜含有孕育功能，連結親子關係。前面小故事裡的子宮內膜癌案例，讓我們彷彿聽到病人內心對於孩子的渴求。

癌細胞軍團的整體策略

接下來，我們借用植物型態所呈現的五臟特色，來破解癌細胞軍團的整體策略。

癌細胞為有形物質，無法向上高飛，去攻打高高在上的太

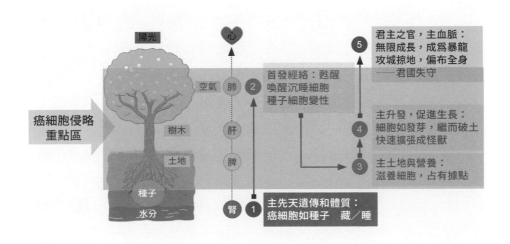

陽——心臟，何況心還有心包加以保護。癌細胞也無法向下穿越土地，去攻打深藏的水分——腎臟，而且腎也有三焦掩護。

因此，癌細胞選擇從中間的肺、脾、肝著手破壞，斷開這個區域，一旦心腎沒有資糧，就會垮台。

至於癌細胞攻打「脾經三連律」，更是高招，因為脾為後天之本，提供身體所需養分。

甲狀腺對於兒童腦部智能、身體生長發育，或是成人的各種代謝都有重要的作用。

乳房和子宮、卵巢，則是傳承後代的重要基地，癌細胞把這個部位攻下來，具有「雙殺」功用：讓病主自身的養分匱乏，也斷絕了日後的傳宗接代之路。

內心深處的絕望感，讓癌細胞趁虛而入

這五大與癌症關連度高的臟腑中，肺跟脾都能防衛外面的邪氣入侵。肝是將軍，有主動出擊的戰鬥力，他們能共同完成對外防禦，以及對內戰鬥。至於胃經負責將食物送進體內，大腸經則將殘渣排出體外，他們一進一出，維持生機。

各類情緒風暴會搖動沉睡的癌細胞，一旦內心深處逐漸浮現「絕望」的念頭時，甦醒的癌細胞就趁虛入侵脆弱或曾受傷的臟腑組織，擴張版圖，占據身體，並沿著經絡循行路線，持續「轉移」沿途破壞。

癌細胞傷害提供空氣的肺、提供營養的脾胃，以至於斷絕了自身生命的「己」望。癌細胞傷害提供生殖能力的脾、肝，也斷

絕了孕育後代的「子」望，讓生機逐漸熄滅。

儘管如此，癌症不一定致命，只要早期發現，早期治療，還是有轉機的。癌細胞因身心失衡而起，病情早期正是身體在向我們喊救命，若能維持情志的穩定，照護受傷的臟腑組織，就有機會將危機變轉機。

知己知彼，以經絡來了解自己的身心失調現象

中醫強調臟腑經絡氣血通暢，陰陽和諧，身心平衡，生命宛如流暢的交響曲。疾病的產生大多與先天遺傳、生活壓力與外在環境有關，加上現代人面對多重角色和困境，隨之而來的身心壓力造成氣血阻滯，宛如走音的樂曲，輕者出現十二經絡病候，或自律神經失調症狀，氣血嚴重阻滯者，則會造成身心的極致困頓，一旦出現情緒風暴，氣血結滯與臟腑失能互相糾結，癌細胞就有可趁之機。

中醫注重早期預防，更期許中醫師能「上工治未病」。中醫的完整經絡系統概念，不但能幫助中醫師掌握病因病機，讀者也可透過經絡系統，了解經絡病候和癌症特質，調整身心平衡，超前部署「治未病」，降低身心疾病產生機率，進而預防癌症。

即使發現癌症病苗或罹患癌症，我們依然能以中醫的「中工治已病」理念，探索癌症隱含的身心風暴，加以調整。尤其正念能讓情志回歸平衡，讓癌細胞由動態轉靜態，防止病情惡化。若病情已來到末期，這時需要與自己及周邊的人和解，適度解開心裡的那道暗鎖，保有尊嚴，安詳告別。

第六章
身心失衡的自我檢測

世間萬物時時刻刻都在變化，
理論上我們也會隨之自我調整。
應對不斷變動環境的是心君，
而眼睛是靈魂之窗，
負責將外在事物傳遞給心去評估。

臨床上我們經常發現，
人們身心卡住的關鍵，
都源自不肯面對改變和接受改變。

最可怕的是緊抓著已經僵化的情緒不放。

一旦負面情緒控制了心念，
心的平衡功能無法好好發揮，
失去調整情緒以面對不同情境的能力，
由此而生的僵化情緒，會更加劇失衡的狀況。

掌握身心失衡的關鍵重點

從心的角度看疾病的起因

心臟是君主之官，主管血脈和情志平衡，從心的角度看疾病的原因大致有兩方面：

1. 身體狀況導致氣血失常

來自先天體質、出生時的傷害，以及生活飲食作息失衡，如長期熬夜、飲食油膩、風吹雨打等，或女性胎前產後照顧不周、未做好月子，或各種外傷扭挫傷、自然老化、久病重症、不當的藥物與保健品、病毒疫苗後遺症、染疫後遺症……等，都會導致氣血循環失常──「不通則痛」。

2. 長期情志失調誘發疾病

人生各階段都有不同的壓力，如：早年原生家庭成長的背景；年輕時與同儕融入困難、受到霸凌或成就不如人；進入中年，變成上有老、下有小的三明治，須兼顧家庭、職場與遙遠的

個人理想；晚年生活無重心，面對生活的失能，自覺不中用、不被需要，或是失去親人的孤單，加上政治、社會、經濟等來自外在環境的壓力，很容易讓情志失調或情志過於極端，如暴怒、恐慌、躁鬱等，這些都會導致情緒卡在某個關口過不去，進而誘發疾病。

身心疾病重點──阻滯感

　　心理問題多來自於對外與對內關係的衝突，導致情志長期失調，進而影響氣血循環，阻礙流通，產生阻滯感。

　　每天隨著生活排山倒海而來的各類情緒，會在身體裡循著經絡循行路線找出口，如肝氣鬱結會脅肋痛，心氣鬱悶會胸痛、膏肓痛、小指頭痛。如果身體能找到出口舒洩情緒，一切就會過關，但若身心阻滯長期不協調，就會百病叢生了。

特別留意：有色的眼鏡和僵化的情緒

　　世間萬物時時刻刻都在變化，理論上我們也會隨之自我調整。來自生活中的悲歡離合、成功與失敗的歷練，形成每個人特有的身心狀況，就像鞋子穿久了，鞋跟處會磨出鞋主人走路的足跡與樣貌。

勿戴著有色眼鏡看世界

　　應對不斷變動環境的是心君，而眼睛是靈魂之窗，負責將外

在事物傳遞給心去評估。

然而，如果因為某些執念讓心失去應對的彈性，總是以同一副有色眼鏡看世界——如世界都是灰色的，或總是以同一種情緒面對外界——覺得世界不公平，充滿憤怒之情等，這些都是情志僵化失衡的現象，長久下來就會逐漸影響身體的功能。比如說，灰色的世界觀，會影響主管悲傷的肺臟；憤怒的情緒，會影響主管憤怒的肝臟。

緊抓著僵化的情緒，會加劇身心失衡

臨床上我們經常發現，人們身心卡住的關鍵，都源自於一種心病，就是不肯面對改變和接受改變。最可怕的是緊抓著已經僵化的情緒不放。

一旦這些負面情緒控制了心念，如憤怒或受害者情結等，心的平衡功能無法好好發揮，失去調整情緒以面對不同情境的能力，由此而生的僵化情緒，會更加劇失衡的狀況。

因此千萬要留意，時時觀察自己的情緒，不要讓有色眼鏡和僵化的情緒主宰自己的心臟與人生。

身心互相連結：病因與症狀之間的惡性循環

我們以右頁的圖來說明身心的互相連結，若阻滯感長期難解開，病因與症狀之間就會產生惡性循環。

如某人因外傷造成頭痛，疼痛影響睡眠，導致肝火旺盛，因

而情緒暴躁易怒。

　　另一個人是因為暴怒傷及肝臟功能，繼而出現頭暈、頭痛症狀。

　　這兩個情況的病因，一個來自於頭痛的身體狀況，另一個來自於生氣的情緒，情緒與身體之間互相影響，形成惡性循環，身心更為阻滯。

　　如果無法調整情緒或身體，僵化的憤怒情緒和頭痛失眠的身體狀況會更為強化，身心也就會難以調和。

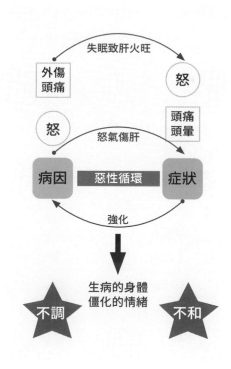

【第二節】

身心失衡的自我檢查法

接下來介紹三種自我觀察法，可用來評估自己的身心是否失衡，以及失衡的程度，掌握自我調整或就醫治療時間。

1.透過十二經絡人格，覺察經絡失衡狀況

首先將前文提過的12經絡常見身心失衡狀況簡要整理如下：

1. 心經：

・心經循行部位最常出現問題的是胸廓、腋窩和小指頭。

・避免心念僵化，可透過正念引發正向能量。

2. 小腸經：

・腹部及下腹部是小腸經循行部位最常出現問題之處。

・不妨敞開心胸，包容受納不同的意見。

3. 肺經：

・肺經循行最常出現問題的地方是胸廓和肩膀。

・接受不完美，多愛自己一點。

4.大腸經：

・除了維持消化排便功能外，其他循行路線全是為肺服務。

・莫忘清理自己的情緒垃圾桶。

5.脾經：

・留意脾經三連律：甲狀腺＋乳房＋卵巢子宮。

・練習說不，以免成爲濫好人，或被情緒勒索。

6.胃經：

・胃經最常出現問題的是消化系統，還有喉嚨。

・試著將得失心放淡一點，不做意氣之爭。

7.肝經：

・胸脅、眼睛是肝經循行最容易出現問題的地方。

・在「做自己」與「面對他人期待」間找到平衡點。

8.膽經：

・膽經循行較常出現問題的是身體側面，尤其是脅肋。

・如能保持沉靜，就能看透人間的陰暗面但不受影響。

9.腎經：

・常出現問題的循行部位包括骨骼、牙齒、耳朵。

・腎藏陰陽，提醒我們人生時時有重新啓動的可能。

10.膀胱經：

・循行路線長，出現的異常反應多數不是膀胱本身的問題。

・面對變化，適時調節並找到平衡點。

11.心包經：

・常出現問題的部位有膻中穴，以及前後夾胸脅處。

・成就他人是幸福，但別忘了留一點時間給自己。

12.三焦經：

．常見疾病部位有：耳朵至太陽穴之間，以及膻中穴。

．不忘正面思考，紓解焦慮，同時也記得清理身心垃圾。

2.讀懂身體的訊號，了解疾病的早苗

當身體出現異常現象時，代表疾病的樹苗就要開始生長。經絡系統連結內臟跟四肢軀幹，內在心緒一有變化，就會呈現在身體，也就是「有諸內必形諸外」。只要能及早掌握疾病發展的病苗，就能及早保健和治療。以下是幾種解讀身體訊號的方法：

(1)留意面對外界的部位

首先是觀察面對外界的皮膚，以及頭面部的五官官竅，包括眼、耳、鼻、舌、咽⋯⋯等。

皮膚

皮膚是人體與外在環境的界線，過度緊張與防禦心，很容易出現蕁麻疹、濕疹等皮膚病。

五官

如果五官功能長期失調，例如視力模糊，耳鳴、聽力差，鼻塞流鼻涕，呼吸不順甚至會喘，口淡無味，吞嚥不利⋯⋯等，都代表與外界環境有所衝突。

我遇過一位女性患者從嬰兒期就有鼻病，成年後身體對外界

的刺激非常敏感，五官功能都失常，還有頭痛、失眠等症狀，非常難調適與外界的關係。

　　臨床上我也觀察到一個有趣的現象：當人年老時，男性多數聽力變差，女性多數視力模糊。

　　從中醫的生理學來說，男性腎氣易衰，所以聽力早差，女性肝血長期不足，所以視力較模糊。

　　若從心理的角度來說，箇中原因也許是：男性長期被太太碎唸，常將耳門關閉，時間久了，聽力也持續下降。女性看到老爺總坐在沙發上看電視，茶來伸手，飯來張口，身體如如不動，彷彿是客廳的風景畫，看了就氣，決定不見不煩，時間久了視力也就跟著下降了。各位讀者可以觀察周邊的長輩看看喔！

(2)疼痛感、筋骨不靈活、失眠——留意心臟功能

　　中醫有個金句「諸痛癢瘡皆屬於心」，指出身體和心理上所有的疼痛感受都歸心管理。

　　疼痛是一種主觀感受，心情好與壞會影響痛感耐受度，如在開心時根本沒注意身體疼痛，情緒低落時全身無處不痛，甚至會痛不欲生。

　　中醫另一個金句是「不通則痛」，意思是氣血循環不通會產生疼痛，組織器官也都失於濡養，對於身體的動態影響，是造成全身肌肉筋骨關節活動不利，靜態影響則是造成心神不安，難以入睡。

　　心主血主脈與神志，疼痛其實是身體的呼救訊號，氣血循環

和感受都與心臟有關係。

(3)呼吸和排便異常——留意肺腎功能

肺腎功能異常導致呼吸阻滯

　　肺主呼吸，將外界的氧氣吸入體內，收納到腎，在體內進行氣體交換後再排出體外。如肺腎功能異常，呼吸就會阻滯變淺。

排便異常導致呼吸變淺

　　大腸與肺相表裡，接受來自小腸的食物糟粕，轉化成糞便排出體外。長期腹部脹滿或便秘的人，氣很難下到腹部，只能到胸口，呼吸因此會變淺。

　　呼吸的改變，提示我們要注意肺、腎兩臟的變動。肺與腎共同完成身體與外界的進與出循環，也是評估自己願意向外界敞開、交換感受的程度。呼吸愈不順暢，愈容易封閉自己，若再加上大便不順，身心壓力的出口阻塞，情緒會更爲煩悶，負面心念也會增加。

(4)特定結構的改變——影響經絡臟腑和神志

　　有些特定結構出現異常，也會影響身心狀況。

枕骨異常

　　循行經過後頭枕骨部位的經脈以督脈跟膀胱經爲主，如果這

裡出現緊繃，甚至腫硬，表示腦部循環差。這時不僅會感覺頭部昏沉、煩躁，影響睡眠和記憶力，罹患帕金森症、失智等退化性疾病的機率也會提高。

膏肓

如果上背部的膏肓部位有腫硬麻等狀況，出現在左側反應的是心臟功能，出現在右側反應的是肺臟功能。

骨盆、鼠蹊部

如果是骨盆腔兩側的鼠蹊部位出現腫硬，代表生殖和泌尿系統有問題，女性為子宮卵巢異常，男性為攝護腺異常。

腰背酸痛

現代人常見的腰背酸痛，有時是內臟功能的反應，不見得真的病在腰部。現代醫學的「轉移痛」(Referred pain) 指身體某部位出現痛覺，但疾病源頭來自於身體的另一處。

以中醫來說，轉移痛多數都與經絡循行部位相關。如是右腰加上右脅肋緊腫痠痛，通常是肝膽問題；左腰加上左脅肋緊腫酸痛，通常是脾胃問題，千萬不要輕忽。

記得有位病人在一次暴怒時脅肋地方很痛，事過境遷，沒當一回事，但我們為他檢查身體時，發現他的右脅肋仍舊很緊很硬，推之不動，可見情緒雖過，身體還是記得，並且會循著經絡，記錄在肝經系統。

身心同調，就能身心共好

以上所述是臨床常見症狀，雖然未必都與情志失調有關，但魔鬼藏在細節裡，我們臨床觀察發現，許多長久反覆難以改善的症狀，其深層往往藏有心理失衡，這也就是前面介紹過的「心靈的傷，身體會記住」。

反過來思考，經絡系統是身心共振的基礎，當身體疾病得到改善時，心情也會跟著開朗；與身體某個部位相關的臟腑功能變好時，這個臟腑所主管的情志也能改善。

臨床常見病人胸悶心悸症狀大幅改善，心臟沒有壓迫感之後，開心之情會溢於言表，也會出現笑容；當呼吸變得順暢，不會稍微活動就喘吁吁，如此則能跟著親朋好友一起去逛街爬山，重建人際關係，憂鬱悲傷的情緒也會一掃而空。

3.善用特定反應穴，了解臟腑狀態

在人體的胸腹部和腰背部，藏有臟腑功能的特定反應穴，其中位於前面胸腹部的，稱為「募穴」，位於後面腰背部的，稱為「俞穴」或「背俞穴」。

當臟腑功能出現異常，募穴和背俞穴也會有所反應，因此平日可自行按壓或查看，以了解臟腑功能，最常見的反應是疼痛、腫硬、壓痛、出現小血絲、溫度偏高或冰冷等。

胸腹部的募穴

　　胸腹部的募穴通常位於臟腑實質所在位置，請參閱下圖，其分布大致可歸納出以下幾個重點[21]：

- ·肺與心包的反應穴都在胸部。
- ·心胃肝膽的反應穴都在上腹部。
- ·脾與腎的反應穴在腹部外側。
- ·大腸反應穴在肚臍旁邊。
- ·肚臍以下的骨盆腔有三焦、小腸及膀胱的反應穴。

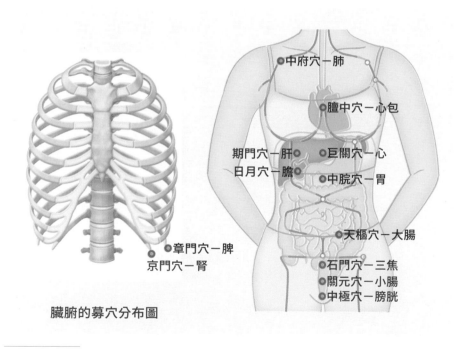

中府穴－肺

膻中穴－心包

期門穴－肝
日月穴－膽

巨闕穴－心

中脘穴－胃

天樞穴－大腸

章門穴－脾
京門穴－腎

石門穴－三焦
關元穴－小腸
中極穴－膀胱

臟腑的募穴分布圖

---

21 募穴穴位的詳細位置，可參閱《經絡解密》（大塊文化），以及《經穴大全》（楓書坊出版社）。

腰背部的背兪穴

背兪穴分布在腰背部，請參閱下圖。

膀胱經在腰背部循行路線上的五臟六腑反應穴，因爲位在背部，特別稱爲「背兪穴」，以免和其他兪穴混淆。[22]每個臟腑都有加上名字的專屬背兪穴，如「心兪」就是心臟的背兪穴。

心肺區

背部上方1/3部位是「心肺區」，正好位於膏肓區（卽肩胛骨內側緣和脊椎之間），左側反應的多爲心臟問題，右側多爲肺臟問題，右側肩關節後方多爲肝臟問題，左側肩關節後方多爲心

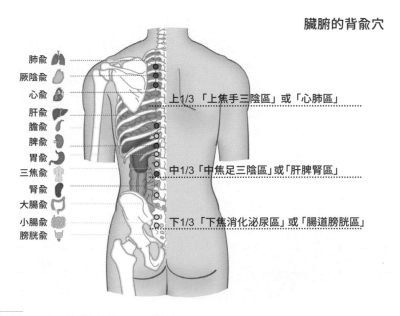

臟腑的背兪穴

肺兪
厥陰兪
心兪　　　　　　　　　　　　　上1/3「上焦手三陰區」或「心肺區」
肝兪
膽兪
脾兪
胃兪
三焦兪　　　　　　　　　　　　中1/3「中焦足三陰區」或「肝脾腎區」
腎兪
大腸兪
小腸兪　　　　　　　　　　　　下1/3「下焦消化泌尿區」或「腸道膀胱區」
膀胱兪

---

22 穴位的詳細位置，可參閱《經絡解密》卷五——膀胱經。

臟問題。

肝脾腎區

　　背部中間1/3部位是「肝脾腎區」，包括背部和脅肋區，肝膽位在身體右側，因此右背脅肋是肝膽反應區，左背脅肋是脾胃功能反應區，腰部則是腎臟反應區。

腸道膀胱區

　　背部下方1/3部位是「腸道膀胱區」，從腰部到薦椎，主要反映消化、泌尿和生殖問題。

　　民間常在背部刮痧、按摩或拔罐等來做保健，這是很聰明且有效率的做法，因爲臟腑背俞穴排列非常密集，我稱爲「臟腑一條街」，只要在此給予適當的刺激，就能全面調節臟腑功能。

　　了解募穴和背俞穴的分布後，讀者可以從這些穴位的反應來收集內在臟腑功能的訊息。

發現疾病早苗，及早防治

　　很多時候病人不想做進一步檢查，希望在中醫師這邊治療就好。這時我們會評估病情，必要時仍會建議多方面檢查，以期儘早確認異常，儘早治療。

　　譬如老年婦女的陰道若突然出現褐色的分泌物，而且下腹部腫脹，經常悶痛，摸起來腫硬，罹患子宮頸癌的機率很高。一位女性病患就因爲有這些症狀，由中醫師先發現病情，建議她找西

醫檢查後，確定是子宮頸癌。

卵巢癌很難早期發現，另一個案例是病人喜歡肉食，長期便秘、腹痛，一直以為是腸胃問題，病情嚴重後進一步檢查才知道是卵巢癌。

依據我們從卵巢癌病人身上所學習到的經驗，骨盆腔有疾病的人，下腹部的鼠蹊會很腫，甚至硬梆梆的，套用卵巢癌病人自己的說法，「像擀麵棍」。如果是腸胃系統疾病，鼠蹊不太可能腫到那種程度。

男性的攝護腺癌也會出現鼠蹊腫硬，一般婦科疾病鼠蹊也會腫，但不會到那麼硬的程度，所以平時可以多檢查自己的鼠蹊部位，如有異常，可及早就醫。

【診間小故事】愛笑的阿嬤，和期待新生活的單親爸爸

【故事一：陪阿嬤和家屬一起走過抗癌路】

跟大家分享一個台東阿嬤的故事。阿嬤八十多歲，身材胖胖的，常面帶微笑，很可愛，起初是來治療心臟病，因為她年輕時身體過度勞動，又是大家庭的長媳，需掌理家裡所有事務與複雜的人事。阿嬤努力讓一切圓滿，卻苦了自己，年老之後常常胸悶氣短，稍微活動就喘和心悸。

為她治療一段時間後，阿嬤的心臟已經很穩定。某天在把脈時發現異常脈動，我摸了一下阿嬤的下腹部，咦？怎麼硬硬的？那種硬是按不下去、沒有彈性的硬感。

我問阿嬤自己有沒有發現？

阿嬤眼睛閃了一下，跟我說她早就覺得那個地方不太對！

　　我問阿嬤最近下面有沒有出現一些很奇怪的分泌物？她說有，於是我建議她趕快去做檢查，因為那個分泌物不是好事。

　　不過阿嬤說她不想看西醫做檢查，而且這個症狀已經三年多了，她擔心自己心臟不好，如果檢查出來有問題要開刀，心臟負荷不了怎麼辦？那會讓全家人都很難過。

　　我跟阿嬤說：「您放心！您的心臟已經比以前好很多了，要不要去檢查看看？檢查完之後，不管將來需要做什麼治療，我們都會幫您，做您的後盾，不要擔心！」

　　阿嬤聽了開心且安心，終於願意去做檢查。

　　檢查結果出來果然是子宮頸癌。接下來開始西醫治療，同時也有中醫會診。阿嬤在西醫治療時若覺得肚子痛、疲倦等不舒服症狀，經中醫針灸治療，當場都能完全消除疼痛，阿嬤也覺得很神奇。

　　當子宮頸癌控制之後，阿嬤又回到中醫持續看診。有一次阿嬤說最近排便怪怪的，一下子便秘，一下子拉肚子。

　　我發現阿嬤腹部腫腫緊緊的，覺得情況不太對，請她再去做進一步檢查。

　　這一次阿嬤很乾脆地說好，因為她知道心臟沒問題，可以面對挑戰。上回子宮頸癌手術時，西醫看到她的年紀及病史，本來擔心可能沒辦法手術，就先檢查心臟，結果檢查顯示阿嬤的心臟竟然比以前還年輕，所以就放心地開刀。

這次檢查出來是大腸癌，阿嬤很勇敢地接受西醫的各種治療，中醫則幫阿嬤保住元氣，改善不舒服症狀。

過了大約兩年多的時光，阿嬤的肚子又開始腫，而且愈脹愈硬，阿嬤也說排便愈來愈奇怪，人很不舒服。我私底下告訴家屬，大腸癌可能轉移了，建議再檢查看看。

檢查結果如我所料。這次阿嬤堅持不再做手術、化療等，太痛苦了，家屬也同意。於是我們以安寧醫療概念，協助阿嬤減痛，維持生活品質，老人家後來在家人圍繞陪伴下安詳離世。

阿嬤整個生病的歷程、每個疾病的節點，我們都以中醫的理論與經驗提早發現且提醒病人，並且陪著病人與家屬一起走過。然而醫師終究不是神，沒有辦法每次都幫阿嬤逆流挽舟，扭轉情勢。

儘管如此，阿嬤和家屬都告訴我們，中醫治療讓阿嬤活得非常豐富精采。他們也相信，因為中醫的診治，讓阿嬤多活了許多年。當初若沒有中醫護住她的心臟，子宮頸癌根本沒有辦法手術，所以家屬很認同也非常感謝中醫的治療。

其實中醫可以做的事情很多，面對兩個癌症三次的發作，我們步步為營，謹慎診斷和治療，以中醫的方法全面照顧、陪伴病人，直到她生命最後的兩個星期，對病人、家屬和醫療團隊來說，都是圓滿的結局。

〖故事二：走過抗癌路的意外結果〗

　　另一個案例是十幾年前治療的一位四十幾歲的單親爸爸，有一個女兒。年輕時候喜歡嚼檳榔，所以得了口腔癌，之後做了化療跟放療。

　　他首次找我治療時，下頜部跟耳朵前面整個都是凹陷、焦黑、乾硬，局部非常的熱，吞嚥也不太舒服。由於他從事業務工作，這種情況對他來講非常困擾。

　　經過兩三個月的治療之後，他下頜跟臉頰的熱退了，焦黑的膚色也慢慢在褪，跟其他周邊組織的顏色差異慢慢變小，而且也變軟了。

　　病人很高興也很期待中醫治療，奇怪的是，病人卻沒再出現。向當初介紹他來的朋友詢問後，才知道他本來就有心臟病，兩週前突然心肌梗塞往生了。

　　當下我非常扼腕！因為病人的孩子還很小，他治療後還很開心地說，放療以後的問題都改善很多，可以展開新生活了。沒想到他不是因為癌症而是因為心臟而身故！

　　也因為這次的經驗，後來我常提醒癌症病人，除了注意癌症變化，也要關注身體的其他問題。

　　印度文豪泰戈爾曾說：「讓生如夏花之絢爛，死如秋葉之靜美。」我們知道生命都有盡頭，但若能提早發現病苗，早期治療，也能擁有良好的生命品質。

第七章
身心的自我調適與保健

世事萬物都有自己的節奏，人體也一樣，
我們的呼吸、心跳、腸胃蠕動，甚至行走……
都有各自的節律。
維持平穩的節奏，方能順利推動氣血。

現代人因為生活便利快速，不耐等候，
欲速則不達，身心長期處於急躁狀況。
反觀日月星辰、四季轉換和植物生長
都需要等候熟成，人事當然也是如此。
好事多磨，多磨者一定有好事，
「等待時機」這個身心的「磨功」
是生命成長與轉變的機會。

我們臨床治療時，
也是以一根針一根針的節奏配合身體的節律，
來調整一個個的氣場，與病友的身心共振，
因此非常能夠體會
踩穩步伐而來的「磨功」與耐性的重要。

【第一節】
宇宙的吸引力法則與正念的力量

　　中醫學自古綿延數千年，至今仍具有強大生命力，所以只要在診間看到年輕族群都非常開心，希望透過中醫特有的診斷治療功效，讓年輕族群了解中醫，持續向下扎根，守護大家的健康。

　　許多來看中醫的病友對中醫的想法大致是：

　　1. 中醫是全人觀、整體觀，診斷時會看到整個人的狀況，而不僅是局部而已。

　　2. 治療時善於治本，從根本著手，而且中醫師還會提供養生保健的建議等，有種收穫滿滿的感覺。

　　中醫的特色確實如此，所以本書第一章就先借用《黃帝內經》內容，點出身體與情緒的和諧平衡是健康長壽的要件。接下來就以《內經》的養生思路為起點，和大家分享如何在日常生活中自我調適，保持身心平衡。

連結萬物，與自然共振

　　人類生活於天地之間，全身都被看不見、宛如蜘蛛網的纖細網路與天地連結共振，現代物理學的量子概念也有類似論述：

「Everything is connected.」

中醫基於天人相應所形成的整體觀，以現代來說，類似大小宇宙之間的吸引力，吸引天地及萬物之氣與自己相接應。

為了更貼近現代生活樣貌，下圖在原本的《內經》養生思路基礎上再做幾點補充：

・天：接天氣

在「天」的部分加上「接天氣」，如曬太陽及保暖，吸引正向能量，避免寒氣侵襲。

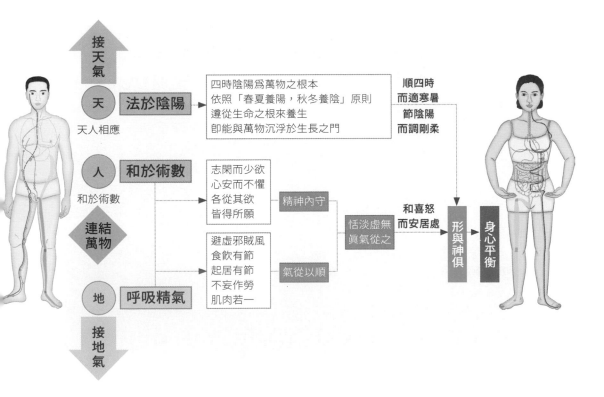

・人：連結萬物

在「人」的部分加上「連結萬物」。例如不要宅在家，被3C綁架。人類是群體動物，可以多參與各類活動與社團，也可以飼養寵物等，別讓孤獨來敲門。

網路上流傳「花若盛開，蝴蝶自來；人若精彩，天自安排」的吸引力法則，都屬於正念的力量。

・地：接地氣

在「地」的部分加上「接地氣」，如登山，踏青，當個幸福小農都好，接受來自大地之母的豐盛禮物，充盈自己的生命。

初發心是吸引宇宙力量的磁石

暢銷書《祕密》指出，許多成功人士心想事成的祕密就在於「吸引力法則」，並提出心想事成的幾大核心概念[23]：
- ・善用吸引力法則，能讓你心想事成。
- ・同類相吸：你的心念是最強的磁鐵，會吸引同類的事物。
- ・不要停留在負面感覺裡，以免吸引更多負面的事物。
- ・聚焦在正面、美好的願景，就能讓願望顯現。

在《牧羊少年奇幻之旅》一書中也提到：「當你真心渴望某樣東西時，全宇宙都會聯合起來幫助你完成。……沒有一顆心會因

---

23 詳見《祕密》(*The Secret*)，朗達・拜恩（Rhonda Byrne）著，方智出版。

為追求夢想而受傷。」

第一章介紹過，介於先天與後天之間有一顆任物的心，是尚未被環境染汙的「本心」、「初發心」，是向宇宙發出呼求的心，是靜坐時欲回歸的心，是內心深處常常浮現的心聲；是讓正念得以發揮的心，也是吸引正向能量的心；是充滿宗教精神的心，也是時時恆定清明的心，每個人都具有這樣的一顆心，它是吸引宇宙正面力量的磁石。

放過自己，多愛自己

我們的念頭就像磁石會同類相吸，只要保持正向思考，就會吸引正向力量。當病人跟我說：「我覺得自己會中風！」時，我都會提醒病友換個方式說：「我會努力讓自己更健康！」宇宙收到這個正向的信念和語言時，才會給予我們正向的宇宙力量。

然而許多病友剛開始會說不敢如是想，我總鼓勵：「放過自己，多愛自己！」想像不犯法，作夢不用錢，勇敢不用怕，生命只有這一回，好好珍惜吧！放開自我束縛，開始追求自己的夢想吧！一如乳癌病友在醫師鼓勵下，結合過去的專業能力去幫助更多癌友，生命有了重心，整個人都亮起來，癌指數也正常了。

建立正向的心念與充滿愛的人際關係

我們活在世界上，時時刻刻都接受他人的付出與努力，包括水電、手機網路、便利商店、小吃店、交通警察、快遞……

等，現代社會便利生活的背後，都有人默默付出，維持我們的生活品質與安全。生活在這個有情世界，眞好。

透過慈濟四神湯，開啓善的循環

我常覺得人不一定要有宗教信仰，但要有宗教情操，超越個人小我，以博愛、接納與付出的利他精神來照護萬物，因此我很喜歡慈濟的「四神湯」——知足、感恩、善解、包容。

勇於面對自己的人，才會了解自己的人生是比上不足，比下綽綽有餘，感覺自己很幸福而「知足」，對於萬事萬物產生「感恩」的心。

當雙手合十，低頭敬禮時，眼睛和心胸不再高高在上，漸漸能同理、「善解」與我們不同的人身處的情境與感受，了解箇中的苦楚與無奈，也就能接納、「包容」其行爲舉止，以善巧的方便法門相互扶持。四神湯建立個人正向心念與溫暖的人際關係，進入善的循環，共生共榮。

透過天人地養生法，以知足感恩的心接收資糧

《黃帝內經》告訴我們，可以透過中醫的天人地養生法，形體與精神俱全，以知足感恩的念力接收宇宙給我們的資糧：老天的正向能量，大地豐足的幸福感，周邊人們給予我們愛和生命學習機會，生命如此飽滿，讓我們得以安養天年。

生命時時刻刻面對變動，加上未來不可知，人們常會害怕改變，甚至抗拒改變，僵住在某情境中，宛如自我綁架。

其實有時學學「水母漂」也不錯。生命來自於水，腎主水，也是先天之本，在不損及核心價值觀時，放下肝這位將軍對抗外界的防衛心和硬撐感，讓自己回到生命初始階段，稍微隨波盪漾一下，生命就不會那麼沉重，透過時間來等待改變，以一顆有彈性的心來面對世事的變動。

　　宇宙中也有永恆不變的事物，那就是「愛」！愛是宇宙間最大的力量，愛的種子存在宇宙萬物之中，能超越時空及物種，撫慰仇恨與寂寞，這也是知足、感恩、善解、包容的力量與表現。

　　脾經的母性與土性力量，加上幸福知足的特質，能給予心臟愛的能量。感恩的心來自心脾飽滿的力量，脾主思主土，更能體貼善解和接納包容對方。

　　愛是心脾量能的展現，然而，當脾的能量不足時，心為之疲乏空洞，很容易以愛為名而成為情緒勒索，千萬要小心。

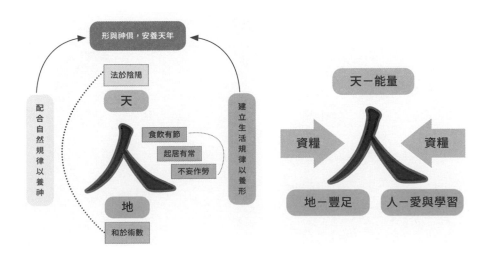

【第二節】
從五臟汲取生命力量

臟腑功能是生命運轉的核心

　　我曾問跟診醫師：「許多人努力運動、練功，最終目的是為了什麼？」多數人的答案都是為了健康或氣血循環好！但這些答案還不夠究竟。

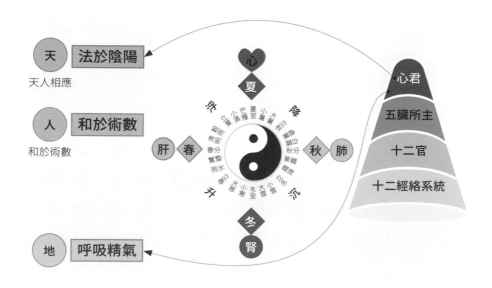

個人淺見，人在世間所行之事，其正面目的都是爲了讓五臟六腑維持正常功能，如此方能延續生命，體驗人生！所以臟腑功能是生命運轉的核心，我們也可以從五臟汲取生命的力量。

　　就人體運作來說，身爲「君主之官」的心臟爲人體的核心，其他臟腑都臣服心的領導，上接天氣，法於陰陽，下應地氣，著重於呼吸精氣，中間管理臟腑經絡情志，使其和於術數，維持身心的共振和諧。

守護五臟的生命之網

　　五臟各有特色，彼此互相連結與和解，互相支持與成就，構成生命之網，因此，守護五臟就能守住生機：

- ・守護心，就是守護身體的陽光。
- ・守護肺，就是守護身心如空氣般的自由。
- ・守護脾，讓生命有愛，不會傾斜墜落且能延續。
- ・守護肝，就是守護身體如風般的衝勁與春天的希望。
- ・守護腎，就是守護身體的根基與無畏的勇氣。

讓不同臟腑發揮良能

肝＋脾＋肺＝守住氣機

　　前面章節分析過，癌細胞發展策略是以「消滅生機」爲主，所以務必守護好肝、脾、肺三臟，因爲肝主春天的首發之氣，肺

主甦醒，爲經脈之首，脾爲後天之本，提供營養和生育後代。

心＋脾＋腎＝爲身心找到安頓之道

面對日常生活的挑戰，心主管變化，脾主管思考，腎主管接納。面對的事情當中有喜歡的也有討厭的，經過脾的審慎評估後，喜歡的事就交給歡喜心來管理，至於討厭的事，若能改變就由心去改變，若不能改變，就由腎去接納吧！

脾主思慮，心主情商EQ，腎主智商IQ，三者協力，聰明思考且有智慧，爲浮沉在世間江湖的身心找到安頓之道。

肺＋腎＝透過呼吸維繫五臟功能

《內經》養生法很重視呼吸精氣。

肺主一身之氣，負責將氣吸入和呼出，腎藏身體之精華物質，還將肺吸入之氣納於丹田，做氣機交換。呼吸是生命大事，一呼一吸之間維繫著五臟功能，決定生與死。

臨床看到許多病人的身心問題都反映在呼吸和心跳，兼見胸廓結構異常。當呼吸變得很短、很淺，表示肺與腎的呼吸精氣功能受損。中醫說「氣行則血行」，氣不通暢則血液也不流通，久之會禍及心臟，出現氣血阻滯的嚴重狀態。

心＋脾＋腎＝滿足愛與接納的需求

每個人對於生命的期望大致是：

1. 健康長壽

2. 被愛與關懷

3. 努力被看見，被接納被認同，不受排擠。

這三個心願再度由心、脾、腎來實現。人生各個階段都面臨類似的需求，只是強度不同而已。如嬰幼兒時期非常需要母親的愛，青年時期非常需要同儕的接納，中年時期非常需要工作表現被認可，老年時期非常需要健康與陪伴。

守住自己生命重心——脾母的幸福DNA

在四季運行圖中，脾位於中央，與每個生命能量都有關連。再依據中醫前輩彭子益先生的說法，四季運行就像車輪，中間的脾臟就像輪軸，輪軸會能動，車輪才能運轉，因此，想要運

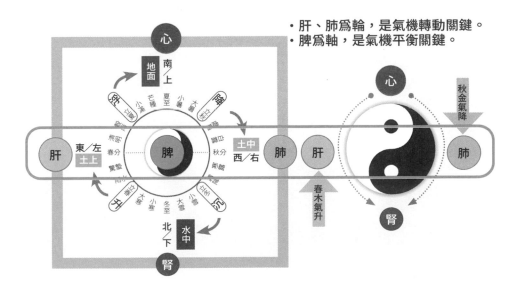

・肝、肺爲輪，是氣機轉動關鍵。
・脾爲軸，是氣機平衡關鍵。

轉生命，脾是關鍵，脾的重要性可見一斑。

發揮脾土的母性經絡人格，不代表需要失去自己

脾經的甘甜豐盈特質，提示我們具有幸福DNA，在脾母呵護下我們都是永遠的媽寶。

健康的脾經人會知道自己生命的真正價值，珍惜自己，才能愛別人。可惜的是，脾經的母性經絡人格，自小就被教育要配合別人，照顧別人，最後卻失去了自己。

照顧別人，更別忘了照顧自己

許多女性習於照顧家人，常常沒有自我，甚至將生命附生在丈夫身上，心裡眼裡都只有他。一旦丈夫離世，世界崩盤了！

曾經遇過一位這樣的婆婆，全心照顧年長十幾歲的丈夫，時間久了難免有怨言，一直說她很想過自己的生活。隨著老伯伯身體逐漸衰弱，我提醒婆婆要為後續的人生提早規劃，婆婆豪邁地說沒問題，早就安排好了！沒想到老伯伯一離世，婆婆失去生活中心，不吃不喝不睡，體重持續下降，了無生機，每天只唸著希望先生趕緊來接她一起去！

脾能給予心臟愛的能量，當脾受傷時，愛的能量和生命力也乾涸了！

脾經受傷，往往是把自己放在他人之後

另一個案例是年輕女性，為了課業非常努力，身心長期消

耗，逐漸出現重症肌無力，等到學業完成才開始就醫。

　　脾主管肌肉，脾傷無法提供肌肉養分，導致無力下垂。問病人為何出現此症狀時不暫停學業趕緊就醫呢？病人說因為這個學位太重要，也需要他人的認可，所以做此選擇。

　　通常會犧牲脾經的人都不太愛自己。我常跟病人開玩笑說：「兒子是別人的丈夫，女兒是別人的太太，先生是別人的兒子，都不是自己人啊！只有你才屬於自己，請多愛自己吧！」

脾經與免疫系統有關——多肯定自己，少否定自己

　　脾也主人體的防衛系統，前面介紹過「為母則強」，脾母的堅強與韌性會為孩子建起安全溫暖的保護傘，提供我們在外奮鬥，歷經風吹雨打，疲累後可以休養身心、重新充電的處所，就像回到有媽媽在的家裡，總會飄來飯菜香與母親的噓寒問暖。

　　脾也與免疫系統有關，現代醫學的免疫系統疾病是指人體出現異常免疫反應來攻擊正常細胞的情況，簡單說就是「不認識自家人且還自我攻擊」。

【診間小故事】你的身體告訴我，問題還沒完全解決

　　一位中年女性退休前幾年突發嚴重的免疫疾病，全身被攻擊得體無完膚，無處不痛，四肢麻木，心悸失眠……等，只好提早退休。醫師檢查脈象，發現心臟的脈有緊縮內收感，即問病人是否跟家人有難解的問題？

　　病人驚訝的回說：「曾經有過，但應該已經處理好了！」

醫師搖搖頭說：「你的身體告訴我，問題還沒完全解決，而且你還很自責，對不對？否則這些免疫疾病就不會這麼嚴重！」病人眼眶泛紅，若有所思的點點頭：「確實還有一些情況很難處理……」醫師的治療當然從脾經著手。

提醒脾經人記得自己擁有幸福的DNA，多多肯定自己，不要輕易否定自己，時時守護好脾經，疏通經絡，多接觸土地，讓愛的循環源源不絕！

辨識負面情緒的坑洞，別讓生命陷落

正向的情志讓人神清氣爽，氣機向上，充滿生機。心主陽光與能量，能掃除陰霾；脾主升清，與心臟合作，是維持身心狀況清輕向上，不會向下墜落的關鍵。

結合心、脾的力量，有願就有力

當心、脾兩經都虛弱的時候，有人說眼前彷彿有個坑洞，一直想將自己拉進去；也有人說眼前出現灰暗的氛圍。這些都是負面情緒的黑洞，裡面暗無天日，了無生趣。請記得：看到它的時候，趕緊繞道而行，去做其他的事。

心屬於天，可多曬太陽，脾屬於地，可多踩地氣，以自己強大的正向心念拒絕被拉進去，甚至可以大聲對這個洞說：「我不會進去的！」有願就有力。勇敢去想、去追求自己所要的健康與

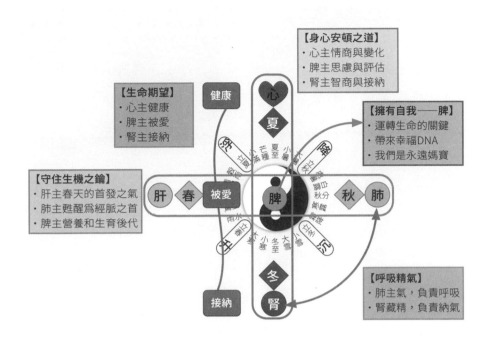

【身心安頓之道】
· 心主情商與變化
· 脾主思慮與評估
· 腎主智商與接納

【生命期望】
· 心主健康
· 脾主被愛
· 腎主接納

【擁有自我——脾】
· 運轉生命的關鍵
· 帶來幸福DNA
· 我們是永遠媽寶

【守住生機之鑰】
· 肝主春天的首發之氣
· 肺主甦醒爲經脈之首
· 脾主營養和生育後代

【呼吸精氣】
· 肺主氣，負責呼吸
· 腎藏精，負責納氣

生命，自然就會產生力量，千萬別讓生命陷落在這個坑洞裡！

沙漏 vs 沙納的啓示

人生最辛苦的心境是「失去」，尤其失去親人心最痛！

我在30~40歲之間失去雙親，非常能體會「孤兒」的心境。猶記自己成爲成年孤兒的第一個清晨，搭上捷運，望著窗外迷濛的景色，突然感覺生命不一樣了，再也不能回頭，只能握著父母親交給自己的生命棒子繼續向前走，絕不能放棄，因爲從此以後要對自己的生命負責！

生命未必只是流失

從小到大總聽到人們說，生命註定要走向死亡，多活一天就少了一天。如果生命是為了流逝，那麼生者何樂之有？

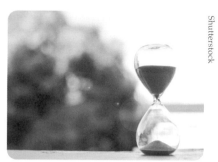

我一直相信生命有更深刻更寬廣的意義！在《人類的心智能》[24] 一書中提到：

> 我們具有療癒及長壽的能力：喚醒長生不老細胞的力量……古老傳統已經發現，從出生的那一刻起，我們的身體就具備了療癒的能力……我們可以把生命想成可以不斷填充的形式，而不是隨著每一天的流逝而愈來愈少。

多棒的見解啊！我馬上想到沙漏！沙漏由兩個玻璃容器加上中間通道所組成，上方的容器有滿滿的沙子，會經過中間通道流向下方的容器。

如果我們認為上方的沙子是屬於自己的生命，這就是一個「向下漏、逐漸減少」的歷程。

我們也可以反向思考，就像先天之本的腎臟會收納精氣一樣，將生命視為一個學習與豐收的歷程：現在的自己就像下方那

24《人類的心智能：超越達爾文演化論，揭露人類天生本具的獨特潛能》（*Human by Design: From Evolution by Chance to Transformation by Choice*），一中心有限公司出版，2020 年。

個空的容器，隨時要接受來自容器上方老天給我們的禮物。如此一來，這就會是一個「不斷接納、逐漸增加」的歷程，我稱這個概念爲「沙納」而非「沙漏」！容器愈大，接納的禮物愈多！

生命是一段不斷體驗、逐漸豐富的歷程

歲月如沙漏，人生如沙納，不同的人生階段，歲月送給我們不同的體驗禮物，如宋朝蔣捷的詞：

少年聽雨歌樓上，紅燭昏羅帳。壯年聽雨客舟中，江闊雲低，斷雁叫西風。而今聽雨僧廬下，鬢已星星也，悲歡離合總無情，一任階前點滴到天明。

同樣在雨中，歷經歲月淬鍊所產生的感受完全不同，這些感受都豐富了我們的一生。可見生命還是很值得活的，在生命終點一定會滿載而歸，也印證了「心主喜」，身心和諧的生命會充滿喜樂！幸運的我們，都擁有幸福喜樂的DNA！

調節五臟功能

想從五臟汲取力量，前提是先守護好臟腑功能。前面提到的十二經絡人格特質、臟腑情志功能和經絡循行部位，以及自我檢測，瞭解身心狀態，都能幫助調節失衡的經絡，守護臟腑功能。

1.平衡人格與情志特質

心主神志，新世紀思想不斷提醒：「You create your own reality.」我們都在創造自己的世界，可以透過轉念，改變心眼與心念來調整壓力與情緒。

保持清明，就不會受他人心念投射所傷

「You create your own reality.」的另一個角度是每個人都將自己的內心世界投射到周邊的人事物。尤其許多人習慣用個人的心念來評價其他人的行為，但事實卻與其他人無關。別人就像是他的鏡子，他對別人的所說所為，投射出他自己的內心世界。

想通了這一點，生活會更清明，也不會讓這樣的人來傷害我們。我個人的親身經歷就帶給我很深的體悟。

2021年，我因堅持身心共治的行醫理念與傳承中醫的使命，持續受到抹黑及壓迫，為了抵擋那股暗黑勢力，身心俱疲。身兼肺經金形與心經火形人格特質的人，是不會用妥協來換取安逸的，最後只好選擇離開最喜歡的花東地區。

當時為了不讓善良單純的花東鄉親傷心與自責，只敢說想要「休假」一段時間，希望隨著時間過去，讓一切趨於平靜。

剛離開時，自己的內心深處還有著憤怒不平與傷心無奈的情緒。後來隨著因緣的轉動，回到睽違十年的台北。台北是自己成長的城市，很快就進入狀況。待平心靜氣之後，回首那段背部滿是暗箭的歲月，看清楚那些毒箭來自抹黑者內心最深的恐懼，而

且滿布在他為自己所創造的世界裡。了解之後，就不再陷落於當年那些負面情境之中，懷疑自己或傷害自己。

　　各人業力各人擔，每個人都要為自己的作為負責，因為我們的世界是自己創造出來的，對於自己的生命擁有最高的主控權與改變能力。

〖診間小故事〗目標很重要，沿途風景也很重要

　　一位四十餘歲女性，做所有的事都很努力，經絡檢查發現心經很強，表示心裡有強大的動力想做一些事情，但是肝經很弱，表示外在環境無法配合，或是得不到他人認可，所以心情很鬱悶。

　　醫師向病人解釋，外在環境的情況是她主觀感覺，不見得是客觀事實。再進一步問病人，是不是很重視完成目標？她說她已完成多數的任務，只有一個任務尚未完成，令她很心煩。

　　醫師就講了一個「為什麼人們永遠缺一件衣服或一雙鞋子」的故事。買東西消費這件事令人愉快，若帶回家後就擱置在櫃子裡，沒有認真去穿，享受它所帶來的愉悅滿足感，一旦購物快感消退後又會產生空虛感，因此永遠覺得缺一件衣服或一雙鞋子。

　　採購是一個目標導向的行為，若未能體驗擁有物品帶來的快樂，就像開車一路奔向目的地而忽略路上的美景，這趟旅程就會乏善可陳。目標導向的結果只讓生命變得扁平，枯燥乏味，因此需要不斷的追求。

病人承認自己的個性確實是目標導向，醫師建議她欣賞已經完成的任務，放慢腳步，享受完成任務的過程，人生會愉快許多。

將時間、空間放大，自己的問題就會變小

人類的喜怒哀樂情志亙古以來皆有，請看看唐詩宋詞元曲等作品，為數眾多的詩詞都在抒發心裡的感受，可見歷代人們都面臨生活的磨練，世事也不會盡如人意。我個人很喜歡閱讀詩詞，從中體會先賢面對困境時轉動心境的智慧。只要將時間空間放大，自己的問題就會變小。

唐朝李白很豪邁：

君不見黃河之水天上來，奔流到海不復回。君不見高堂明鏡悲白髮，朝如青絲暮成雪。人生得意須盡歡，莫使金樽空對月。天生我材必有用，千金散盡還復來。

但愛熱鬧的李白有時也須面對孤獨，享受孤獨，自我排解：

花間一壺酒，獨酌無相親。舉杯邀明月，對影成三人。月既不解飲，影徒隨我身。

大概只有他這樣的天才，才會想出對影成三人的場景。

還有，宋朝歐陽修的柔情：

把酒祝東風，且共從容。垂楊紫陌洛城東，總是當時攜手處，遊遍芳叢。聚散苦匆匆，此恨無窮。今年花勝去年紅，可惜明年花更好，知與誰同？

我建議歐陽先生可以邀請新朋友一起去欣賞今年更紅艷的花叢，相信舉手願意參加的人會很多！

宋代陳與義則慨歎歲月的流逝：

憶昔午橋橋上飲，坐中多是豪英，長溝流月去無聲。杏花疏影裡，吹笛到天明。二十餘年如一夢，此身雖在堪驚，閒登小閣看新晴。古今多少事，漁唱起三更。

明朝楊慎看盡歷史的洪流：

滾滾長江東逝水，浪花淘盡英雄，是非成敗轉頭空。青山依舊在，幾度夕陽紅。白髮漁樵江渚上，慣看秋月春風。一壺濁酒喜相逢，古今多少事，都付笑談中。

點出世事真諦「是非成敗轉頭空」，時間之輪持續滾動，此身仍在值得珍惜。長溝流月去無聲，不為誰停留，也不為誰改變，青山會變，日出日落，夕陽依舊紅，生命短暫如斯，我們能

常見此景否？

不願放手，放不下身段，只是爲難自己

無論多強力的執著心念，不願放開的雙手（心肺經），堅持難彎的身段（肝腎經），最後也只成爲大家閒話家常的笑談，想想，何苦爲難自己呢？

我最喜歡的蘇軾在面對人生的磨難時，雖有無奈與痛苦，仍保有一份讀書人的豁達與開闊：

夜飲東坡醒復醉，歸來彷彿三更。家童鼻息已雷鳴，敲門都不應，倚杖聽江聲。長恨此身非我有，何時忘卻營營。夜闌風靜縠紋平，小舟從此逝，江海寄餘生。

莫聽穿林打葉聲，何妨吟嘯且徐行。竹杖芒鞋輕勝馬，誰怕？一簑煙雨任平生。料峭春風吹酒醒，微冷，山頭斜照卻相迎。回首向來蕭瑟處，歸去，也無風雨也無晴。

萬事都有節奏，維持節奏和等候是成長與轉變的練習

我學習中醫後，最愛有著雙魚的太極圖，讓我們看到世事並非以直線方式發展而一去無歸路，柳暗花明又一村是陰陽轉換的現象，就像黎明前的超級黑暗一樣，當天光乍現，黎明即來臨。

世事萬物都有自己的節奏，如春季轉夏季，子時轉丑時……等，人體也一樣，我們的呼吸、心跳、腸胃蠕動，甚至行走……

都有各自的節律。維持平穩的節奏，方能順利推動氣血。

世界以圓形的消長運動加上穩定節律而持續變化，黑中有白，白中有黑，無論多糟的情況都有否極泰來的機會，只要學習「等待」。現代人因為生活便利快速，不耐等候，欲速則不達，身心長期處於急躁狀況。反觀日月星辰、四季轉換和植物生長都需要等候熟成，人事當然也是如此。

好事多磨，多磨者一定有好事，「等待時機」這個身心的「磨功」是生命成長與轉變的機會。

我們臨床治療時，也是以一根針一根針的節奏配合身體的節律，來調整一個個的氣場，與病友的身心共振，因此非常能夠體會踩穩步伐而來的「磨功」與耐性的重要。

2.調和臟腑功能：

調整生活作息飲食，多曬太陽，呼吸新鮮空氣，甩手，手指多動可活化腦部，泡腳，多踏青讓足趾接地氣，練氣功、武術或瑜伽，以及各類運動等，都有助於改善臟腑功能。

轉動太極氣機

大自然活動一如太極圖的圓，五臟活動與四季運動相應，中醫說「肝氣升於左，肺氣降於右」，因此可以微彎腰，從身體左下方開始，順時鐘方向慢慢轉向身體右方轉動，向上到頭頂，再轉下，朝向左方，最後抵達右側，形成圓形運動。

天人相應，順應天地運行法則，經由轉動太極氣機，也活動

了五臟氣機。

好好的深呼吸──三式呼吸法

好好呼吸也是重點，可以用手檢查呼吸時是胸廓或腹部會動？如果僅是胸廓動，主要是「胸式呼吸」，這種呼吸通常比較淺，建議加上「**腹式呼吸**」：將手放在腹部，稍微下壓腹部，吸氣時將手頂起，吐氣時手再輕輕下壓，幾次下來，就能自己啟動腹式呼吸。

由於丹田是腎納氣的重點部位，在練習腹式呼吸之後，還可以加碼進行「**骨盆腔呼吸**」，方法與腹式呼吸類似：將手放在肚臍以下的下腹部骨盆腔部位進行呼吸，但可以雙向呼吸：

・一種是吸氣時下腹部充氣頂手，如果身體夠放鬆，骨盆會跟著向上向前滑動，吐氣時放鬆，骨盆會向下向後滑動。

・另一種呼吸方法則相反，吸氣時，手下壓下腹部，讓骨盆後面充氣，骨盆會跟著向下向後滑動，吐氣時，骨盆會向上向前滑動。

骨盆腔呼吸法做得順暢時，骨盆腔會自然前後擺動，類似練功「提肛」情況，脊椎也會跟著拉開，非常有助於養生。

打開五官以通暢五臟氣機

此外，面部的眼耳鼻唇舌五個官竅分別由五臟管理，五官所接收的訊息或物質，包括氣味、顏色和音階……等，也由五臟管理。這些感受或物質都會入腦，成為記憶，再加上感受，反過來

影響五臟功能和情志。

想維持身心平衡，可以搓搓臉，鬆開緊硬的肌肉，拉開長期因為壓力而皺在一起的五官，保持微笑，既通暢五臟氣機，也打開自己與世界的通路。另一方面，也要幫五官門戶把關，避開會引起負面情緒的東西，棄舊迎新，建立新生活。

從社會現象觀察臟腑功能失調

臟腑功能失調，也會形成奇特的社會現象。過去在花東工作，每週都搭火車來來去去。東部火車內的溫度，不分季節氣候都調得比較低，大約21-22度左右，體質較偏寒的人一上火車馬上打噴嚏，坐下後將自己包緊緊，看到列車長經過，會趕緊請他調高溫度。

可是火車上的溫度依然偏低，為什麼？

首先，當然跟乘客個人體質有關，但搭火車十年，也看過不少大男生用外套將自己裹著。其次，火車上的工作人員因為不斷行走，身體有活動，比較不會怕冷。

最後因素就是關鍵，我常看到身材壯碩的中年男子穿得很薄，還不斷跟列車長抱怨冷氣不夠強，很熱。列車長夾在兩種不同身體類型的乘客之間真的很為難。

體質偏寒的人通常瑟縮在座位上，心腎虛無力活動與言語，體質壯碩偏熱的人因為心肝火旺，個性較急躁易怒，說話大聲，動作也猛，令人生畏，影響工作人員的判斷，因此火車溫度就很難調高，造成我搭乘的火車溫度總是偏低的現象。

這些身熱暴躁的人心肝火都旺，在與人衝突時，因為火氣很大，態度很凶，說話大聲，加上氣血阻塞，身體肥壯，很愛動武，常引起糾紛。歷經一次又一次的與人咆哮武鬥，短暫的勝利，卻換來自己身體的損傷，肝氣持續衝腦，心血持續阻滯，最後常常成為三高和腦中風的候選人。

流行普及的事，也不一定對身心有益。例如冬天吃冰，夏天運動後馬上喝冷飲等，不斷挑戰身心的耐受力，這些看似正常普遍的生活方式都會損及心臟，未來恐怕會付出相當的代價。

保持熱情好奇，持續學習，活化心經腎經以防老

在工作及生活中找到樂趣很重要，例如我就很喜歡醫師的工作。醫師門診時，常常聽到和接收負面的身心狀況，如果對於人性和醫療沒有熱情，是很難延續這份工作。

若問長時間工作會累嗎？當然會，但只要看到病友身心症狀改善，由此而生的歡喜心，就會讓疲憊煙消雲散。

許多人常常哀歎自己老了不中用，開始失去學習的能力與意願，讓自己逐漸失能，最後可能會變成無能之人。

其實我們有能力去改變的，雖然無法避免年歲增長對於身體的磨耗，但能讓自己維持年輕的心念，老而不衰，用進廢退，勇敢接受來自歲月的磨練贈禮，以充滿熱情好奇的眼睛，點燃探索冒險的心，持續學習且樂在其中，就能活化腎經，心腎強壯，永保青春。

3.疏通經絡：

透過特定部位或穴道按摩、刮痧、拔罐、精油薰香浴身等方法來疏通經絡。關於這些方法，市面上已有很多相當專業的書能提供輔助，我在《經絡解密》系列書籍中也針對不同經絡提供不同建議，都可進一步參考。

只要常常掌握本章介紹的平衡人格與情志特質、調和臟腑功能、疏通經絡的觀念和方法，就是身心平衡、五臟和諧的最佳保健之道。

切斷癌細胞的通關密碼

　　前面介紹過，癌症是身心嚴重失衡加上情緒風暴所致，當我們心裡充滿負面的想法時，就像提供通關密碼來喚醒體內的癌細胞，所以切斷癌細胞的通關密碼，以及讓癌細胞沉睡，是防護身體的關鍵。

調整癌變——捆龍回府

　　調整癌變的重點，是調整情志、氣血與五臟功能，如此才能捆龍回府。

準備繩索

　　首先需安定神志，讓情緒風暴恢復寧靜，再從氣機著手，因為氣為血帥，氣行則血行。

　　氣血是身體最強的捆龍索，可運用前面介紹的各種方法，如呼吸、練氣功等來加強氣血循環。

全面搜捕

心肺推動氣血周行全身，腎精濡養五臟，腎經遍布臟腑，布下天羅地網。加上三焦經在體內細密分布，宛如捕快，聽命心、肺、腎的指揮四處搜捕。

加強這四條經絡功能的最佳方法，包括曬太陽增加陽氣以調整心臟，加深呼吸調整肺腎，做全身性伸展活動和有氧運動，都有助於三焦主氣的功能。

開道推送

肝為將軍之官，脾主運化提供資糧，兩者相合，可以大舉進軍，攻進癌細胞本部。

肝脾位於身體中間部位，是全身氣機上下必經之路，也是癌細胞最喜歡攻擊的臟腑組合。運用前面介紹的強化肝脾功能，以行氣活血，防堵癌細胞四處擴散，開啟運送暴龍的道路，提升搜捕送監的力量。

押回交腎

腎主水，色黑，具有深沉安定震懾力量。腎所主管的腦部和脊椎都是堅強的骨性結構，宛如監獄一般。

心、肺、肝、脾、三焦等經將暴龍送至腎羈押，並使其安靜沉睡。此時有兩項任務：

1. 確保腎安定癌細胞的能力：靜坐和安神是很重要的功夫。
2. 加強腎震懾癌細胞的功能，可以按摩足底湧泉穴、骨盆區、丹田區，伸展脊椎，按摩腦部等部位，加上太極拳、傳統功

法和瑜伽都很有幫助。

〖診間小故事〗每個人都值得擁有生命品質與最後尊嚴

在生命晚期階段不要輕言放棄，可以加入中醫治療，陪伴走過最後一哩路，擁有生命品質跟最後尊嚴，為生命篇章加上完美句點。

〖故事一：幫助病友平靜面對大限〗

一位五、六十歲女性是東部某鄉鎮的鄉代會主席，工作非常認眞、拼搏，後來得了乳癌，來找我時已經是末期。病人很坦白地說：

「我知道我不會好了，我也沒有打算要好，但是有一件事情要請你幫我：我頭痛得很厲害，非常地痛，痛到沒有辦法呼吸，沒有辦法睡覺，沒有辦法做任何事情。可不可以幫我把這個痛控制好就好？」

病人的期望就是如此，我答應了。經過2-3次治療，頭痛緩解了。一個星期後，病友的朋友告知她已往生，並轉達她在最後還特別交代，一定要幫她謝謝沈醫師，因為中醫的治療，她到最後頭痛都沒有發作，可以心情平靜的面對死亡。

〖故事二：〗

一位男性患者是西醫師，因為肝癌已經換過肝，來就診中醫是希望治療腹脹痛。除了腹脹外，他的脅肋和腹部還是很緊

很硬，時有痛感。

　　那時我從關山固定去花蓮看診，一週只有一次門診，他就跟著我回到關山密集治療，幾次治療下來，腹部不腫不脹不痛，而且胃口變得非常好。

　　原以為從此以後就會是歡喜的人生，某天我從花蓮回到關山，立刻就收到他在前一晚突然往生的消息。原來他那天半夜腹部開始有點痛，西醫在他背部裝上止痛裝置後，整個病情一發不可收拾。

　　後來他的夫人很難過的對跟我說：「我們太晚遇到您了，如果更早遇到中醫師的話，我先生現在應該還在。」

　　我也覺得可惜，但幸好病人在關山時，擁有與家人一起生活的寶貴時光，也是不幸中的大幸。

讓每個經絡人格發揮正念，
活得更輕安自在

　　本書內容雖然以2022年的專業演講爲藍本，然而出書與演講終究不同，需要更縝密的思考與論述架構。在撰寫各經絡人格時，每個人格都栩栩如生呈現在腦海中，雀躍的說著：「寫我！寫我！」作者好像在寫劇本，幫每條經絡設定角色。

　　思考經絡人格同時也重新審視自己的生命歷程，仍舊最喜歡脾經人格的包容與幸福DNA。由於成長過程中有幾次與死神擦身而過，也經歷親人的逝去，對於貫穿整個生命與應對恐懼的腎經最有感，從而體會今生有兩大使命：「穿透中醫」與「穿越死亡」。很有挑戰性的使命，值得一生努力！

　　寫完本書初稿之後，看診時也常以經絡人格來討論病情與世間事，一方面與病友分析病情，一方面教導年輕醫師，討論內容常逗得病人與醫師們哈哈大笑。

　　例如討論花心男俗稱「渣男」的特質，簡單說就是心經經絡人格被異常強化，因爲心主神志，本就容易浮動以因應各種情況，但若心神過度浮動難以安定，無法把愛放在某個特定對象，眼睛是靈魂之窗，眼睛是心的使者，看到一個愛一個立刻變

心，加上心開竅於舌，又主言語，花心男的電眼魅力，能言善道與甜言蜜語，實在令人難以招架呀！這就是心經人格過度強化的狀況。要如何馴服花心男？找到他心的軟肋點，牢牢抓住，讓它不要輕易浮動，吸住他的目光，就有機會成為唯一真愛囉！

另外，我們在生氣時是不是一定要口出惡言呢？

其實生氣與口出惡言是兩條經絡人格在運作。生氣憤怒時，整個肝經人格一路由下向上加速暴衝，但言語的表達由心所管，我們可以感覺憤怒，但若能夠把心安頓下來，就不必然口出惡言，因為憤怒時所說的話，多數都沒有經過大腦，這個時候的理智是大腦所管的，是由心來管理的。當你的心沒有辦法管理好憤怒的情緒，而整個被這個情緒淹沒，甚至還讓它徹底影響到心主神，那麼就會口出一些不應該的言語了。

所以評估與了解自己十二經絡人格的偏盛偏衰，有助於找回身心的平衡。

中醫著重調和陰陽，以平為期；人生意在和諧和解，以愛為歸

佛法六根「眼耳鼻舌身意」與中醫看到人體現象有相似處。眼耳鼻舌代表五臟在頭面部的官竅，身是有形的軀體，意是無形的心念，「眼耳鼻舌身意」共同組成「我」這個人，既能接受外界的刺激，也形成內在的感受，也就是身心共振。

生命時時刻刻迎接挑戰，就像「沙納」一樣，「沙納」的發音類似「霎那」，每個霎那間的際遇都是老天給的禮物，每個課題有獨立的沙納，盈滿後會再有更大的禮物讓我們學習與充實。

面對生命過程中各項內在與外在的挑戰，中醫著重於調和陰陽，以平爲期，人生歷練意在學習和解與和諧，以愛回歸到自己的本性與初發心。

2023年熱門影片《媽的多重宇宙》（*Everything Everywhere All at Once*），討論在平行宇宙中多重角色，女主角的多重身分都是以愛爲前提，尋求和解之道。

想想，人生不就是如此嗎？要在多元複雜的人際網路中找到安身立命之道，需要智慧與勇氣。

臨出書前，一位病友照顧不斷索求的父母，兄弟姐妹早已自動閃離，她因爲捨不得而留下來照顧，但長輩總是不斷的情緒勒索，甚至說若要求不被滿足會「死不瞑目」，病友被孝順的重擔壓得難以喘息，無所適從，非常痛苦。我勸說每個人都有自己的生命課題，卽使是親人亦然，生命的深洞只能自己塡滿，就像每個沙納一樣，別人無法代勞。我也跟病友分享《經絡解密》卷三脾經中自己與母親和解的故事，摘錄在這裡跟大家分享。

母親最後的眼神──跟父母親和解吧！

我跟母親長期都處於大大小小的爭執中，總覺得媽媽比較愛哥哥，無論我有多好的表現，總難獲得媽媽的讚賞。

長大後慢慢了解，母親是個拙於言詞跟表達感情的人，也是被傳統思想緊緊束縛的婦女，她曾經坦白跟我說，兒子就是媽媽老後未來的倚靠，所以一定要對兒子好一點，不然以後怎麼辦呢？無論我怎麼跟她說，我也可以照顧你啊！媽媽總是輕輕笑說：

「憨囡仔，哪有人依靠女兒的！」

　　這份緊張關係，一直延續到母親將要離世的時候。

　　那是個夏天的週六上午，明亮的陽光灑進病房，母親已經多日未張開眼，我坐在床邊握著她的手，媽媽的頭部宛如籠罩在天使光中。病房很安靜，只有我們兩人，昏迷多時的母親突然緩緩張開眼睛，散發出我從未見過，溫暖清亮充滿母愛的眼神，宛如白水晶般的通透映照著陽光的溫暖，定定的看著我，面部表情很柔和，嘴角還帶著淺淺微笑，大約五秒鐘，眼睛又慢慢地闔上。剎那間，我了解母親在人生最後的階段，還惦記著要告訴自己的孩子：「我一直都很愛你，不要再苦惱傷心。」淚眼盈眶的我感受到媽媽的心意，也知道她這一世的任務圓滿了。果然從那一刻起，媽媽再沒睜開眼睛，幾天後安詳離世。

　　母親是個平凡的人，對於我們卻很重要，我相信每一個母親都一樣。很感謝她在生命的最後階段，以母親的深愛與智慧，給予我未來的人生路途中，繼續前進的能量跟勇氣！

　　許多父母在成長過程中可能沒有被好好愛過，轉換成父母親身分之後，也沒人教導該如何勝任，所以不知道如何去表達愛，怎麼去關照和教育孩子。當我們逐漸長大，有能力也有智慧時，可以試著體諒他們、善解他們，有時還可以引導他們，與他們和解吧！

　　和解的最大力量就來自於脾經，脾母帶來的幸福感就是愛的力量。母親可能會先離開我們，但脾經會一直陪伴在我們

身邊，隨時疼惜自己，每個人身體都蘊藏著來自脾經的幸福因子，也都有一個生命安全網。所以啊，我們都是值得被疼惜的永遠「媽寶」喔！

有趣的是，最近天文學發現時間的快慢決定於重力，離地面愈近的地方，時間過得愈慢，人比較慢老；離地面愈遠的地方，時間過得愈快，人比較快老，「腳踏實地」可以防老，真好！人與天地共振，如果能常常接地氣以補充脾氣是養生重要一環，也由現代科學得到補充說明。

養老護老要趁早

在診間看到太多生命故事，忍不住喟歎：養老養正念要趁早！這裡說的養老是指隨著年齡與歷練的增加，不僅要照顧好身體，還要照護好心念。付出與利他行為是人類很重要的特質，但千萬不要存有「對價」的概念，期望未來能得到回報。尤其隨著年歲增加，先天的腎氣逐漸虛弱，無法控制恐懼，反而被恐懼包圍，先天不足就會向後天的脾去需索更多的關心與愛，這就是許多家庭照護問題的始因。

我們可以從現在就開始「培養老年基金」：維持身體健康，讓每個經絡人格發揮正念，如「歡喜做」心脾經，「甘願受」心腎經，記得抬起頭打開心眼看看自己和周圍世界，感謝我們都有著隨時應變的心經，勇於嘗試並走出舒適圈的肺經與肝經，常常得以飽嚐「慈濟四神湯」的脾經，樂於學習且無懼的腎經，讓自己無懼歲月的考驗，活得更輕安自在。

就像楊紫瓊以《媽的多元宇宙》得到奧斯卡最佳主角時致詞所說的：「給所有正收看節目像我一樣的小男孩、小女孩，這是希望和可能性的燈塔，證明夢想可以成真。女士們，也不要讓任何人告訴妳，妳已經年華已逝，一定要永不放棄。」

醫師心裡話：醫病之間愛的共振

臨床20年，經歷許多生老病死故事，慢慢體會：生命有無限可能，醫師或許能治好病，但治好了病卻不一定能救到命，因為每個人的生命都有其定數。

面對心愛的人也是如此！無論多麼周全的照護，終需面對生命終點的時刻，逝者已矣，活著的人常陷入自我懷疑和批判的困境。毋需如此啊！我們都不是神，無法改變生命的長度，不如多多珍惜與心愛的人相處時光，維持生命品質與美好回憶吧！

醫師也很珍惜與病人交會的時光，看到病人希望被同理跟接納、改善生命品質與維持尊嚴，即使到了謝幕時刻還能勇敢走向生命終點的心念，我們也努力用心去疼惜每一位生病的「人」，提供陪伴鼓勵跟照護，而不是只看到「病」。

醫師的天職是療癒，在療癒病人的過程中，體會許多人生經歷與正向心念，讓我們的內心更安定、更寬廣，可以繼續面對更多疾病，包括我們對於自己生命的每個選擇。

謝謝每位病人以生命故事來開導醫師！

經絡人格速查表

12經絡人格特質×身心覺察
×全方位自我照護

中醫強調臟腑經絡氣血通暢，陰陽和諧，身心平衡，生命宛如流暢的交響曲。

疾病的產生大多與先天遺傳、生活壓力與外在環境有關，加上現代人因多重角色、生活節奏、人際關係帶來的身心壓力，造成氣血阻滯，輕者出現十二經絡病候，或自律神經失調症狀，嚴重阻滯者，則會導致臟腑失能，甚至讓癌細胞有可趁之機。

《黃帝內經》提到「上工治未病，中工治已病」，意思是好的醫師能在疾病尚未開始前就截斷病苗。這段話原本雖是對醫師的期許，但讀者也可用來自我勉勵，透過對身心狀態的了解，知己知彼，成為自己身體保健的「上工」！

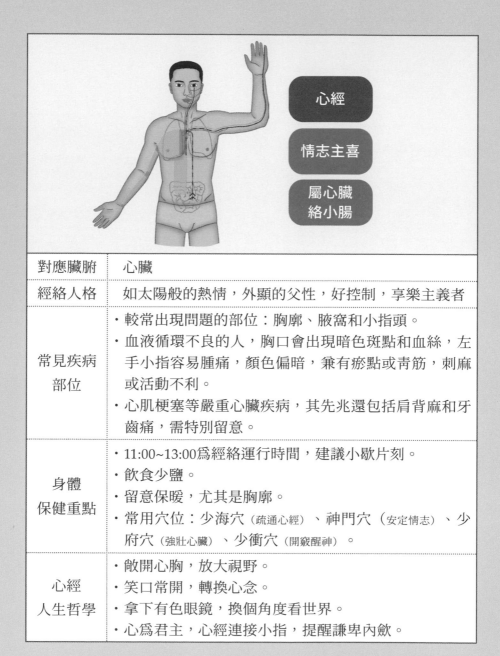

對應臟腑	心臟
經絡人格	如太陽般的熱情，外顯的父性，好控制，享樂主義者
常見疾病 部位	・較常出現問題的部位：胸廓、腋窩和小指頭。 ・血液循環不良的人，胸口會出現暗色斑點和血絲，左手小指容易腫痛，顏色偏暗，兼有瘀點或青筋，刺麻或活動不利。 ・心肌梗塞等嚴重心臟疾病，其先兆還包括肩背麻和牙齒痛，需特別留意。
身體 保健重點	・11:00~13:00為經絡運行時間，建議小歇片刻。 ・飲食少鹽。 ・留意保暖，尤其是胸廓。 ・常用穴位：少海穴（疏通心經）、神門穴（安定情志）、少府穴（強壯心臟）、少衝穴（開竅醒神）。
心經 人生哲學	・敞開心胸，放大視野。 ・笑口常開，轉換心念。 ・拿下有色眼鏡，換個角度看世界。 ・心為君主，心經連接小指，提醒謙卑內斂。

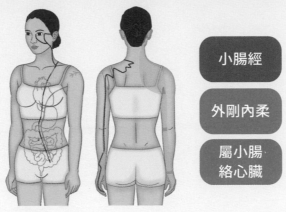

| 小腸經 |
| 外剛內柔 |
| 屬小腸·絡心臟 |

對應臟腑	小腸
經絡人格	外剛內柔的俠女，悲智雙運
常見疾病部位	・最常出現問題之處是在腹部，因爲小腸很長，分布面廣，腹部及下腹部都是它的反應區。 ・其次還有手臂外側的手刀、腋窩後方、肩胛骨、耳朵後面及顴骨。
身體保健重點	・13:00~15:00爲經絡運行時間，午餐盡量在午時完成。 ・下腹避風寒，保持腕關節、胸鎖乳突肌和肩部旋轉肌群的運轉靈活度。 ・常用保健穴位：後溪穴（疏通龍骨與肩背）、腕骨穴（喚醒小腸經主液）、養老穴（回春和控制旋轉）、顴髎穴（善於提拉鬆肩頸）。
小腸經人生哲學	・以歡喜心受納包容。 ・理性客觀，但勿因分別心而影響人際關係。 ・忍耐待時，歷經時間粹煉，就能走出自己的路。 ・敞開心胸，自由翱翔。

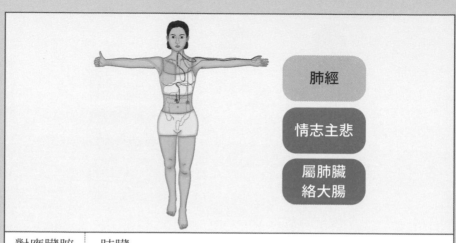

肺經

情志主悲

屬肺臟
絡大腸

對應臟腑	肺臟
經絡人格	完美主義，喜被呵護的公主，情志主悲
常見疾病部位	・最常出現問題是在胸廓和肩膀，尤其肩膀內側是五十肩最常發生的部位。 ・大拇指屬於肺經，肺功能差的人，大拇指容易腫痛，顏色偏暗，活動不利。
身體保健重點	・03:00~05:00為經絡運行時間，適合伸展肢體。 ・配合上方肺經經絡圖的動作，豎起拇指，展開雙臂，打開胸廓，緩慢進行深度呼吸，可疏通肺臟與肺經。 ・常用保健穴位：列缺穴（調肺氣，治感冒、落枕）、孔最穴（治療肺經急性發炎疼痛）、少商穴（可退燒，開竅醒神）、太淵穴（緩解牙痛感）。
肺經人生哲學	・接受不完美，真心稱讚他人。 ・正面思考，以免因善感或悲傷而陷入憂鬱。 ・多愛自己一點，當在意的人移開關愛眼神時，才不會有太大失落感。

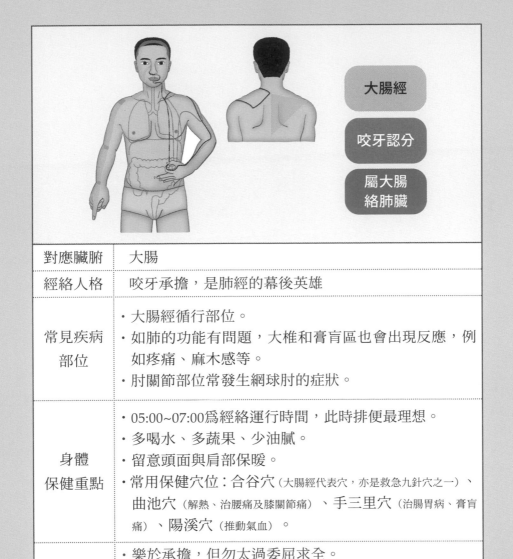

	大腸經 咬牙認分 屬大腸 絡肺臟
對應臟腑	大腸
經絡人格	咬牙承擔，是肺經的幕後英雄
常見疾病 部位	·大腸經循行部位。 ·如肺的功能有問題，大椎和膏肓區也會出現反應，例如疼痛、麻木感等。 ·肘關節部位常發生網球肘的症狀。
身體 保健重點	·05:00~07:00爲經絡運行時間，此時排便最理想。 ·多喝水、多蔬果、少油膩。 ·留意頭面與肩部保暖。 ·常用保健穴位：合谷穴（大腸經代表穴，亦是救急九針穴之一）、曲池穴（解熱、治腰痛及膝關節痛）、手三里穴（治腸胃病、膏肓痛）、陽溪穴（推動氣血）。
大腸經 人生哲學	·樂於承擔，但勿太過委屈求全。 ·傾聽他人心事，也要記得清理自己的情緒垃圾。 ·疏通情緒時，加入正面思考，有助改變現狀。 ·順勢而爲，有捨才有得。

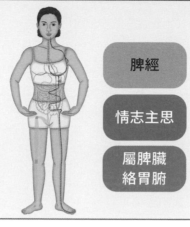

脾經

情志主思

屬脾臟
絡胃腑

對應臟腑	脾臟
經絡人格	母性、知足、包容，在情志則主思慮
常見疾病部位	・過度思慮引起煩躁，影響心臟功能。 ・消化異常、喉嚨卡痰、足大趾外翻、腹脹、大便稀軟。 ・生殖系統，如婦科問題或不孕。 ・鼠蹊部腫硬反映攝護腺肥大、女性肌瘤等。 ・脾經三連律：甲狀腺＋乳房＋卵巢子宮。
身體保健重點	・09:00~11:00為經絡運行時間。 ・深呼吸，藉由肺的宣發肅降功能來提升脾氣。 ・按摩脾經，與身體溫柔對話。 ・常用保健穴位：太白穴（健脾祛濕）、三陰交穴（補血養血）、陰陵泉穴（健脾滲濕，通利小便）、血海穴（行氣活血止痛）。
脾經人生哲學	・自我提升，幸福知足，脾是身心靈富足感的重要來源。 ・學會愛自己，讓愛飽滿，才有能力愛別人。 ・慈悲包容若缺乏智慧，可能會錯愛，或被情緒勒索。 ・沒有人是孤單的，記得連結大地和其他人。

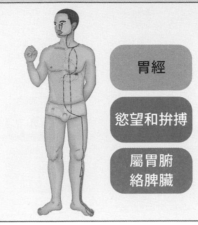

對應臟腑	胃腑
經絡人格	掌控慾望，拚搏追求成就的享樂者
常見疾病 部位	・常出現疾病部位爲胃經循行所經、與消化相關的腹部、胸部、乳房、咽喉，涵蓋面部五官和前額，以及骨盆腔、生殖器、腿部陽面前線。 ・胃經系統主要的病候是消化功能障礙，神志異常。 ・可選用遠端的足部穴位治療頭面胸腹部疾病。
身體 保健重點	・07:00~09:00爲經絡運行時間，適合細嚼慢嚥吃早餐。 ・按揉頭面部胃經，可保持五官功能敏銳，安神鎮靜。 ・按揉胸腹區胃經，可改善胸悶及脾胃腸道功能。 ・常用保健穴位：厲兌穴（鎮靜安神）、足三里穴（護胃氣、調氣血）、梁丘穴（治急性胃痛胃炎）、天樞穴（調理腸胃功能）。
胃經 人生哲學	・個性爽朗，不拘小節，生命力強。 ・敢拚敢衝敢要，但也容易得失心過重。 ・欲望多且希望掌控一切，留意勿過於貪嗔執著。 ・追求成功的動力強，留意莫做意氣之爭。

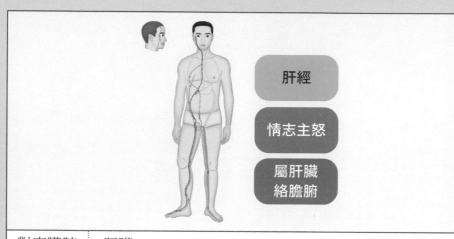

對應臟腑	肝臟
經絡人格	青春少年兄，作伙向前行，智勇雙全的戰鬥型將軍
常見疾病部位	・胸脅：肝病患者右側脅肋會出現瘀斑和血絲。若肝腫大，右肋骨區會腫起且有壓痛感，右肩後側緊硬。 ・眼睛：常出現血絲，甚至眼白發黃。 ・生殖系統：如有生殖系統疾病，常會反應在下腹部恥骨和鼠蹊處。
身體保健重點	・01:00~03:00為經絡運行時間，此時熟睡，有助排毒。 ・常按摩肝經，練習瑜伽或太極，可鬆筋活血。 ・遠離菸酒，減輕肝臟負擔。 ・常用保健穴位：太衝穴（養血活血柔筋）、行間穴（治頭痛眩暈）、章門穴（治嘔吐腹脹）、期門穴（疏肝理氣）。
肝經人生哲學	・堅毅負責，使命必達，但留意因而影響健康。 ・常因不得志、被過度要求而抑鬱，練習在做自己與面對外在壓力中找到平衡點。 ・轉念，避免生氣，壓力大時可到海邊吶喊紓壓。

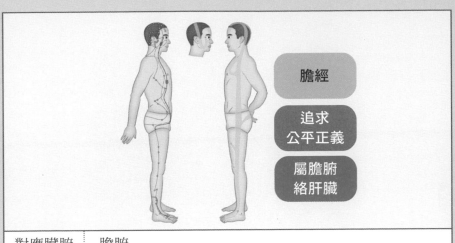

膽經

追求
公平正義

屬膽腑
絡肝臟

對應臟腑	膽腑
經絡人格	追求公平正義的判官
常見疾病 部位	·全身筋骨會變得僵硬、沒有彈性。 ·口苦、喉嚨乾、眩暈。 ·胸悶肋骨區痛、轉身不利。 ·還會出現灰頭土臉，面色好像沾有灰塵的狀況。
身體 保健重點	·23:00~01:00為經絡運行時間，此時就寢，有助修復。 ·揉按頭部兩側膽經，有助緩解兩側頭痛。 ·輕敲或拍打下半身膽輕，可促進氣血循環。 ·常用保健穴位：肩井穴（治肩頸痠痛）、風池穴（緩解頭痛、眼睛疲勞）、陽陵泉穴（緩解膝痛）、足臨泣穴（治頭痛、眼疾）。
膽經 人生哲學	·膽木氣機有升有降，位於陰陽之界，具膽識與正氣，只要能保持沉靜、清淨，就能看透人間的陰暗面但不為所動。 ·如能適度調整過度的堅持，就能換個角度看世界。

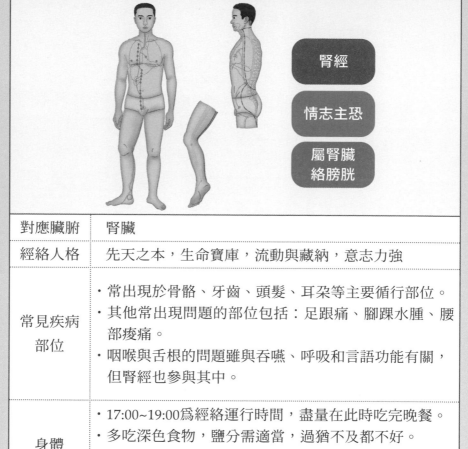

| 腎經 |
| 情志主恐 |
| 屬腎臟絡膀胱 |

對應臟腑	腎臟
經絡人格	先天之本，生命寶庫，流動與藏納，意志力強
常見疾病部位	·常出現於骨骼、牙齒、頭髮、耳朵等主要循行部位。 ·其他常出現問題的部位包括：足跟痛、腳踝水腫、腰部痠痛。 ·咽喉與舌根的問題雖與吞嚥、呼吸和言語功能有關，但腎經也參與其中。
身體保健重點	·17:00~19:00為經絡運行時間，盡量在此時吃完晚餐。 ·多吃深色食物，鹽分需適當，過猶不及都不好。 ·鬆筋拉筋，加強核心肌群，維持脊椎穩定度。 ·常用保健穴位：湧泉穴（引氣排病氣）、然谷穴（補陽氣，治偏頭痛）、太溪穴（養腎安神）、照海穴（治咽喉疾病）。
腎經人生哲學	·腎藏陰陽，具太極圖的轉動特質——人生時時有轉圜。 ·水能自我潔淨，腎水含有「重新啟動」的能力。 ·靜心內觀，回歸自我，只要腎能穩定，全人皆穩。 ·腎為生命之根本，護腎不只是護身體，更是護心境。

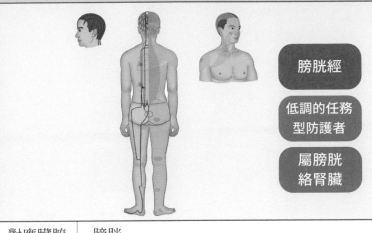

膀胱經

低調的任務
型防護者

屬膀胱
絡腎臟

對應臟腑	膀胱
經絡人格	低調的任務型防護者，為了保護腎經腎精而強大
常見疾病部位	・膀胱功能若失常，易有頻尿、尿失禁問題。 ・膀胱經的循行路線很長，但都是為人作嫁，所以循行路線上的異常反應，多數都不是膀胱本身的問題。例如，頭部筋緊，可能與腎管的髓海有關；背部的五臟六腑俞穴壓痛，可能與該臟腑的功能有關。
身體保健重點	・15:00~17:00為經絡運行時間，適時補充水分。 ・飲食節制，勿讓寒濕之氣侵入。 ・循行部位首重保暖與疏通氣血。 ・常用保健穴位：攢竹＋京骨（眼病遠近配穴）、通天＋飛揚（鼻病遠近配穴）、天柱＋束骨（頸項病遠近配穴）。
膀胱經人生哲學	・在變化中不斷調節平衡與實踐。 ・堅持理念之時，也要剛柔並濟，不隨波逐流。 ・絢爛時展現自我，沉潛時成就他人。 ・莫忘展現太陽力量，挺直腰桿面對未來。

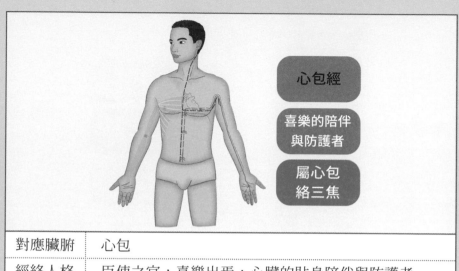

心包經

喜樂的陪伴
與防護者

屬心包
絡三焦

對應臟腑	心包
經絡人格	臣使之官，喜樂出焉，心臟的貼身陪伴與防護者
常見疾病部位	・最常出現問題的部位是胸口正中的膻中穴。 ・其次是前後夾住胸脅的部位，尤其是左側，常會有悶痛現象。 ・無論是膻中穴或胸脅區疼痛，常伴隨出現呼吸不暢的情況。
身體保健重點	・19:00~21:00為經絡運行時間，適合伸展或放鬆的運動。 ・揉按心包經，可加強保護心臟的功能。 ・同按心經、三焦經，有助平衡自律神經，提升免疫力。 ・常用保健穴位：中衝穴（中風急救穴）、勞宮穴（安神助眠）、內關穴（治胸悶心悸、胃痛）、曲澤穴（治心悸煩燥、胃痛）。
心包經人生哲學	・善盡輔助之責，全心投入。 ・歡喜做，甘願受，成就他人，也是一種幸福。 ・有時可適時按下休止符，享受純粹陪伴自己的時光。 ・常排解壓抑情緒，保持心情愉快，就能喜樂出焉。

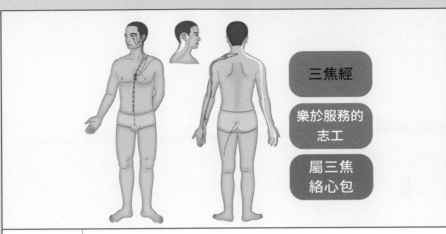

三焦經

樂於服務的
志工

屬三焦
絡心包

對應臟腑	三焦
經絡人格	樂於服務，推動公共事務的志工
常見疾病部位	・耳朵連到太陽穴之間。 ・胸口的膻中穴。 ・手臂，尤其是腕關節上方的外關穴。當身體有氣腫、高膽固醇等代謝障礙時，外關穴附近也會變腫。
身體保健重點	・21:00~23:00為經絡運行時間，適合聽音樂，或靜坐。 ・揉按或輕拍三焦經，有助於促進氣血循環，調節自律神經，穩定情緒。 ・常用保健穴位：外關穴（清熱，治頭痛耳鳴）、關衝穴（清熱，治咽喉腫痛）、陽池穴（治肩臂痛）、支溝穴（治肩背痛、耳聾）。
三焦經人生哲學	・無私，主動助人。 ・樂於隱身強者身後，成事不必在我。 ・正面思考，紓解緊張或焦慮。 ・可適時稍作休息或隱形，清理一下身心垃圾。

延伸閱讀

《經絡解密》

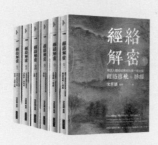

作者：沈邑穎醫師

出版社：大塊文化

（共九卷）

卷一：開啓人體奧秘的第一道金鑰——經絡啓航＋肺經

卷二：強健體魄、延續生命的關鍵——大腸經＋胃經

卷三：充滿幸福甜滋味的大地之母——脾經

卷四：維繫身心平衡運行的君主之官——心經

卷五：雙太陽健美組合，人體背景最雄厚的護衛官——小腸經＋膀胱經

卷六：解開腎經先天之本與奇經八脈的身世之謎——腎經＋奇經八脈

卷七：心的密使與人體代謝網——心包經＋三焦經

卷八：人體最強的排毒與淨化工務組——膽經

卷九：調控人體氣血，航向經絡和諧之道——肝經＋終極解密

第一套深入淺出的經絡入門書。以《黃帝內經》爲依歸，結合現代醫學與跨領域學科研究，展現中醫成爲「經典醫學」的價值，其特色爲：

◎寬廣綿長的時空觀點，清晰開闊的思路，透過臨床經驗的具體印證，將肉眼看不見的經絡比擬詮釋。

◎經絡保留了人類數百萬年演化的痕跡，這項史無前例的發現將在本套書完整收錄。

◎以淺顯易懂、圖文並陳，以及獨特的「經絡解密」及「中醫師不傳之祕」細微探究，深入淺出分享經絡在人體深藏的祕密。

◎貼近現代人的生活經驗和需求，易於按圖索驥善加運用，從中掌握照護身體的祕訣和其中蘊涵的古老智慧。

《中醫護好心》

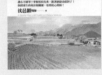

作者：沈邑穎醫師

出版社：大塊文化

出版日期：2016-01-22

本書是沈邑穎醫師提供其多年「救護心臟」的經驗和真實的醫病故事而成的中醫保健書。書中指出，中醫治心病不僅在心臟，而是以中醫特有的全人整體觀，涵融身心共治，帶領大家發現心臟疾病的先兆，不只揭露經絡系統連結內在的臟腑和外在的肢體，形成一個綿密的小宇宙，更明白指出情緒和錯用身體對於心臟的重大影響。

透過觀察經絡循行部位的變化，不僅可推論身體過去的歷史，掌握現狀，還可防範未來的病變，達到中醫「上工治未病」的預防醫學境界。

延伸課程

經絡解密：臨床實作課

【沈邑穎╳經絡磐石團隊　線上中醫講堂（壹）】

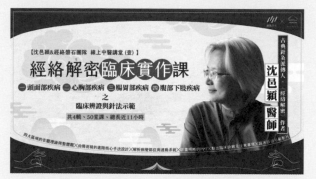

講師：沈邑穎醫師
出版社：遍路文化
共四輯，50堂課
時長：11.5 小時

〔第一輯〕頭面部疾病 核心辨證與針法示範
〔第二輯〕心胸部疾病 核心辨證與針法示範
〔第三輯〕腸胃部疾病 核心辨證與針法示範
〔第四輯〕腹部下肢疾病 核心辨證與針法示範

本課程專為執業中醫師設計，從實務需求出發，依照人體結構與常見疾病分類，系統化整理二十多年的經驗與思路，兼顧理論與實務、辨證與行針法，提供臨床思考、分析、活用的概念，從根源處取得全面療效，避免治療時陷入「見樹不見林」的瓶頸。

課程特色：

◎最接近一對一教學的授課方式。

◎每堂課都有實作示範特寫畫面。

◎可隨時反覆回看，方便複習辨證思路，練習下針手法。

◎最接人氣的診治心法，從根源處解決問題。

◎理論與實務兼具，準確透視病源、快速診斷。

◎最貼近21世紀的中醫思維，提升診斷與治療的準確度。

課程目標：

◎以簡御繁，從本施治：快速提高臨床診治水準。

◎兼顧宏觀與微觀，熟悉整體理論與核心手法，迅速解析病變部位與
　連動系統。

◎閱讀人體，接人氣：以「全人觀」視角與患者身體對話，直探人體
　經絡與結構。

◎氣血、結構、臟腑、身心同調：透過視覺、聽覺、觸覺，覺察患者
　身體的動態變化，從根源處解決問題。

◎翻轉抽象思考：結合典籍與現代知識，將抽象理論轉為實務思考。

◎精準掌握病情：快速切入臨床應用，突破診治
　瓶頸。

經絡解密：臨床實作課

12 經絡人格解密：身心共振的中醫之道
【附：經絡人格速查表】

作　　　　者	沈邑穎醫師
封面照片攝影	蕭菊貞
圖 片 來 源	沈邑穎醫師、凌阿板（第93頁插畫）、Amann Wang（12經絡系統圖、臟腑募穴及背俞穴分布圖）、Shutterstock（除265左圖外，其餘皆標示於圖片旁）
封 面 設 計	石頁一七
行 銷 企 劃	蕭浩仰、江紫涓
行 銷 統 籌	駱漢琦
業 務 發 行	邱紹溢
營 運 顧 問	郭其彬
責 任 編 輯	周宜靜
選　　　　書	周本驥
副 總 編 輯	劉文琪
出　　　　版	地平線文化／漫遊者文化事業股份有限公司
地　　　　址	台北市大同區重慶北路二段88號2樓之6
電　　　　話	(02) 2715-2022
傳　　　　眞	(02) 2715-2021
服 務 信 箱	service@azothbooks.com
網 路 書 店	www.azothbooks.com
臉　　　　書	www.facebook.com/azothbooks.read
發　　　　行	大雁出版基地
地　　　　址	新北市新店區北新路三段207-3號5樓
電　　　　話	(02) 8913-1005
訂 單 傳 眞	(02) 8913-1056

初 版 一 刷	2023 年 5 月
初 版 14 刷 (1)	2024 年 6 月
本 書 定 價	NT 780 元
I　S　B　N	978-626-95945-8-0（平裝）

12經絡人格解密／沈邑穎著. -- 初版. -- 臺北市：地平線文化, 漫遊者文化事業股份有限公司, 2023.05

328面；17X22 公分
ISBN 978-626-95945-8-0(平裝)
1.CST: 經絡 2.CST: 人格特質 3.CST: 心理衛生

413.165　　　　　　　　　　112005201